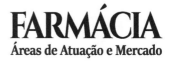

Outros livros do autor

- Farmácia Clínica e Atenção Farmacêutica - 2ª edição
- Volume 1: Série Farmácia Clínica e Atenção Farmacêutica. Cuidado Farmacêutico: Contexto Atual e Atribuições Clínicas do Farmacêuticas
- Volume 2: Série Farmácia Clínica e Atenção Farmacêutica. Cuidado Farmacêutico: Pacientes com Hipertensão, Dislipidemia e Outras Doenças
- Volume 3: Série Farmácia Clínica e Atenção Farmacêutica. Cuidado Farmacêutico: Pacientes com Diabetes, Distúrbios da Tireoide, Anemias e Outras Doenças
- Volume 4: Série Farmácia Clínica e Atenção Farmacêutica. Cuidado Farmacêutico: Pacientes Com Câncer, Hepatite, HIV/AIDS, Dengue e Outras Doenças
- Volume 5: Série Farmácia Clínica e Atenção Farmacêutica. Cuidado Farmacêutico: Pacientes com Doenças Psiquiátricas
- Volume 6: Série Farmácia Clínica e Atenção Farmacêutica. Cuidado Farmacêutico: Pacientes com Distúrbios Menores

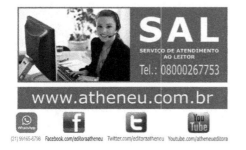

FARMÁCIA
Áreas de Atuação e Mercado

Paulo Caleb Júnior de Lima Santos

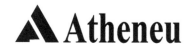 Atheneu

EDITORA ATHENEU

São Paulo —	Rua Avanhandava, 126 - 8º andar Tel.: (11)2858-8750 E-mail: atheneu@atheneu.com.br
Rio de Janeiro —	Rua Bambina, 74 Tel.: (21)3094-1295 E-mail: atheneu@atheneu.com.br

CAPA: Equipe Atheneu

PRODUÇÃO EDITORIAL: MWS Design

CIP-BRASIL. CATALOGAÇÃO NA PUBLICAÇÃO
SINDICATO NACIONAL DOS EDITORES DE LIVROS, RJ

S237f

 Santos, Paulo Caleb Júnior de Lima
  Farmácia : áreas de atuação e mercado / editor Paulo Caleb Júnior de Lima
Santos ; colaboradores Ana Cristina Lo Prete ... [et al.].- 1. ed.- Rio de Janeiro :
Atheneu, 2019.
  188 p. ; 24 cm.

  Inclui bibliografia e índice
  ISBN 978-85-388-1038-4

  1. Farmacologia clínica. 2. Medicamentos- Administração. 3. Serviços
farmacêuticos. I. Lo Prete, Ana Cristina. II. Título.

19-59157 CDD: 615
CDU: 615.1

Meri Gleice Rodrigues de Souza- Bibliotecária CRB-7/6439

14/08/2019 21/08/2019

SANTOS, P.C.J.L.

Farmácia – Áreas de Atuação e Mercado

© Direitos reservados à EDITORA ATHENEU – São Paulo, Rio de Janeiro, 2019.

Editor

Paulo Caleb Júnior de Lima Santos

Professor Adjunto na Escola Paulista de Medicina da Universidade Federal de São Paulo – EPM-Unifesp, no Departamento de Farmacologia. Orientador de Mestrado e Doutorado pelo Programa de Pós-graduação (PPG) em Farmacologia da Unifesp e do PPG em Ciências Médicas da Faculdade de Medicina da Universidade de São Paulo – FMUSP. Pós-doutorado pelo Laboratório de Genética e Cardiologia Molecular do Instituto do Coração do Hospital das Clínicas da FMUSP. Doutor pela Faculdade de Ciências Farmacêuticas da USP. Farmacêutico-bioquímico pela Universidade Federal de Alfenas – Unifal-MG.

Colaboradores

Ana Cristina Lo Prete
Mestre e Doutora em Farmácia pela Faculdade de Ciências Farmacêuticas da Universidade de São Paulo – FCF-USP. Graduada em Farmácia e Bioquímica pela Universidade Camilo Castelo Branco. Supervisora de Estágio em Análises Clínicas e em Atenção Farmacêutica. Ministra disciplinas nos cursos de Pós-graduação em Farmácia Clínica e Atenção Farmacêutica. Membro da Comissão Assessora de Análises Clínicas do Conselho Regional de São Paulo – CRF-SP.

Cláudia Fegadolli
Pós-doutorado em Saúde Coletiva pela Universidade Federal de São Paulo – Unifesp. Doutorado em Enfermagem em Saúde Pública pela Escola de Enfermagem de Ribeirão Preto da Universidade de São Paulo – EERP-USP. Mestrado em Enfermagem em Saúde Pública pela EERP-USP. Graduação em Farmácia pela Faculdade de Ciências Farmacêuticas pela Universidade Estadual Paulista "Júlio de Mesquita Filho" – Unesp.

Daniela Oliveira de Melo
Docente do curso de Farmácia da Universidade Federal de São Paulo – Unifesp. Farmacêutica Graduada pela Faculdade de Ciências Farmacêuticas da Universidade de São Paulo – FCF-USP. Doutora em Ciências também pela FCF-USP. Especialista em Gestão da Assistência Farmacêutica – UFSC/Unasus. Especialista em Avaliação de Tecnologias em Saúde – IATS/UFRGS. Pós-doutorado em Práticas em Saúde Pública na Faculdade de Saúde Pública da Universidade de São Paulo – FSP-USP.

Dayani Galato
Farmacêutica com Mestrado e Doutorado pela Universidade Federal de Santa Catarina – UFSC. Professora-adjunta da Universidade de Brasília – UnB. Professora do Programa de Pós-graduação em Ciências e Tecnologias da Saúde da UnB. Coordenadora do Grupo de Pesquisa em Acesso a Medicamentos e Uso Responsável – AMUR-UnB. Consultora *ad hoc* do Conselho Federal de Farmácia – CFF, na Área de Farmácia Clínica. Integra a Diretoria da Sociedade Brasileira de Farmácia Clínica – SBFC, mandato 2017-2019. Presidente da Comissão Assessora de Farmácia Clínica do Conselho Regional de Farmácia – Distrito Federal – CRF-DF.

Diogo Duarte Fagundes Moia

Farmacêutico e Bioquímico graduado pela Faculdade de Medicina do ABC – FMABC. Pós-graduação em Pesquisa Clínica pela Faculdade de Ciências Médicas da Santa Casa de São Paulo – FCMSCSP.

Giovanni Carvalho Guzzo

Farmacêutico pelo Centro Universitário do Estado do Pará – CESUPA. Pós-graduado em Análises Clínicas – CESUPA. Aperfeiçoamento: Farmácia Clínica – Universidad de Chile. Mestrado: Farmacologia pela Universidade Federal do Ceará – UFC. Doutorado: Fisiopatologia pela Universidade Estadual de Campinas – Unicamp.

Halika Groke

Graduação em Farmácia e Bioquímica. Psicopedagogia com Habilitação ao Ensino Superior, Homeopatia, Manipulação Magistral e Farmácia Estética.

Hellen Karoline Maniero

Título de Farmacêutico pela Universidade de Brasília – UnB. Título de Mestra em Ciência e Tecnologias em Saúde pela UnB.

Isarita Martins

Graduada em Farmácia e Bioquímica pela Universidade Federal de Alfenas – Unifal-MG. Mestrado em Toxicologia e Análises Toxicológicas pela Universidade de São Paulo – USP. Doutorado em Toxicologia pela USP, com Modalidade Sanduíche – Coordenação de Aperfeiçoamento de Pessoal de Nível Superior – CAPES, na Università degli Studi di Brescia, Itália. Realizou Estágio de Pós-doutoramento, no Departamento de Química Analítica, Instituto de Química da Universidade Estadual de Campinas – Unicamp. Professora-associada da Unifal-MG, atuando no Ensino, na Pesquisa e na Extensão, nas Áreas de Toxicologia e Análises Toxicológicas.

João Baptista Junqueira Martins

Mestre em Análises Clínicas pela Universidade de São Paulo – USP. Ex-sócio proprietário da Halux Consultoria e Treinamento. Professor de Pós-graduação em Administração de Produção da Faculdade de Engenharia Industrial – FEI. Ex-diretor Administrativo da Amesp Saúde. Ex-diretor de Expansão da Blue Life. Ex-diretor do Laboratório de Análises Clínicas da Amico.

João Paulo dos Santos Fernandes

Farmacêutico pela Universidade Guarulhos – UnG. Mestre e Doutor em Fármaco e Medicamentos pela Faculdade de Ciências Farmacêuticas da Universidade de São Paulo – FCF-USP. Professor do Departamento de Ciências Farmacêuticas da Universidade Federal de São Paulo – Unifesp, nos Cursos de Graduação em Farmácia e Pós-graduação *stricto sensu* em Ciências Farmacêuticas e Medicina Translacional. Pesquisador na Área de Química Medicinal, atuando em Projetos de Planejamento e Avaliação de Novos Compostos Bioativos.

José Ferreira Marcos

Graduado em Farmácia e Bioquímica pela Faculdade de Ciências Farmacêuticas de Ribeirão Preto da Universidade de São Paulo – FCFRP-USP. Mestre em Ciências Políticas de Segurança e Ordem Pública. Pós-graduado em Farmácia Hospitalar e Farmácia Clínica. Especialista em Farmácia Hospitalar e em Farmácia Clínica pela Sociedade Brasileira de Farmácia Hospitalar – SBRAFH. Membro da Comissão de Questões Profissionais do Grupo de Trabalho sobre Farmácia Hospitalar do Conselho Federal de Farmácia – CFF. Coordenador da Comissão Assessora de Farmácia Hospitalar do Conselho Regional de Farmácia do Estado de São Paulo – CRF-SP. Diretor Tesoureiro da Sociedade Brasileira de Farmácia Hospitalar e Serviços de Saúde – SBRAFH, 2007/2009. Diretor-secretário da SBRAFH, 2010/2011. Vice-diretor financeiro da SBRAFH – Regional São Paulo, 2016-2017.

José Trezza Netto

Mestre em Ciências da Saúde. Especialista em Medicina Tradicional Chinesa com ênfase em Acupuntura. Especialista em Auriculoterapia Francesa e Auriculomedicina. Coordenador e Professor de Acupuntura do Centro de Estudos de Terapias Naturais – CETN. Professor de Acupuntura da Universidade Estácio e do Serviço Nacional de Aprendizagem Comercial – Senac. Diretor da Sociedade Brasileira de Auriculoterapia Francesa e Auriculomedicina – SBAFA. Vice-presidente da Sociedade Brasileira de Farmacêuticos Acupunturistas – Sobrafa. Coordenador da Comissão de Acupuntura / MTC do CRF-SP. Professor de Hematologia Clínica das Faculdades Oswaldo Cruz – FOC.

Leiliane Rodrigues Marcatto

Doutoranda em Ciências Médicas pela Faculdade de Medicina da Universidade de São Paulo – FMUSP. Mestre em Ciências Médicas pela FMUSP. Farmacêutica Graduada pelo Centro Universitário São Camilo. Membro da Comissão de Análises Clínicas e Toxicológicas do Conselho Regional de Farmácia – CRF-SP.

Lucas Magedanz

Bacharel em Farmácia pela Universidade Federal do Rio Grande do Sul – UFRGS. Pós-graduado em Gestão de Assistência Farmacêutica pela Universidade Federal de Santa Catarina/Universidade Aberta do SUS – UFSC/UNA-SUS. Especialista em Farmácia Hospitalar e Farmácia Clínica pela Sociedade Brasileira de Farmácia Hospitalar – SBRAFH. Mestrando em Ciências e Tecnologias da Saúde da Universidade de Brasília – UnB.

Marcelo Dutra Duque

Farmacêutico e Bioquímico pela Universidade Federal de Juiz de Fora – UFJF. Mestre e Doutor pelo Programa de Pós-graduação em Fármaco e Medicamentos da Faculdade de Ciências Farmacêuticas da Universidade de São Paulo – FCF-USP. Professor-adjunto do Departamento de Ciências Farmacêuticas da Universidade Federal de São Paulo – Unifesp, Campus Diadema.

Márcia de Cássia Silva Borges

Farmacêutica-Bioquímica pela Universidade Federal de Alfenas – Unifal-MG. Especialista em Farmácia Homeopática pelo Instituto François Lamasson – Ribeirão Preto. Pós-graduada em Gerenciamento de Projetos pela Pontifícia Universidade Católica de Minas Gerais – PUC-Minas. Mestranda em Tecnologia Farmacêutica pela Universidade Federal de São Paulo – Unifesp, Campus Diadema. Consultora de Gestão em da Qualidade no Segundo Magistral. Consultora *ad hoc* da Associação Nacional de Farmacêuticos Magistrais – Anfarmag. Diretora Secretária da Associação Brasileira de Farmacêuticos Homeopatas – ABFH.

Márcio Ferrarini

Graduado em Farmácia e Bioquímica pela Universidade de São Paulo – USP e em Odontologia. Mestrado em Fármacos e Medicamentos pela USP. Doutorando em Medicina Translacional pela Universidade Federal de São Paulo – Unifesp.

Marise C. Bastos Stevanato

Farmacêutica pela Universidade do Sagrado Coração – USC, Bauru, com Habilitação em Análises Clínicas, realizada na Universidade do Oeste Paulista – Unoeste, Presidente Prudente. Mestra e Doutora em Ciências Farmacêuticas, pela Faculdade de Ciências Farmacêuticas de Ribeirão Preto da Universidade de São Paulo – FCFRP-USP, com áreas de concentração em Fármacos e Medicamentos. Professora universitária das disciplinas Microbiologia e Saúde Pública. Docente e Coordenadora do curso de Ciências Farmacêuticas da Universidade de Ribeirão Preto – Unaerp. Exerce atividades voluntárias junto ao Conselho Regional de Farmácia do Estado de São Paulo – CRF-SP. Diretora de Comunicação da Associação Brasileira de Educação Farmacêutica – ABEF, gestão 2018-2019. Ex-1º Secretário da Coordenação do Fórum Nacional de Farmácias Universitárias, gestão 2015-2016.

Maurício Yonamine
Graduado em Farmácia-bioquímica pela Faculdade de Ciências Farmacêuticas da Universidade de São Paulo – FCF-USP. Mestre e Doutor em Toxicologia e Análises Toxicológicas pela USP. Professor-associado do Departamento de Análises Clínicas e Toxicológicas da FCF-USP. Vice-presidente da Sociedade Brasileira de Toxicologia – SBTox, gestão 2018-2019.

Michelle Fidelis Corrêa
Farmacêutica especialista em Farmacologia Clínica pelo Centro Universitário São Camilo e Mestre em Química Medicinal pela Universidade Federal de São Paulo – Unifesp.

Newton Andréo Filho
Professor Adjunto da Universidade Federal de São Paulo – Unifesp. Doutor em Fármaco e Medicamentos pela Faculdade de Ciências Farmacêuticas da Universidade de São Paulo – FCF-USP. Mestre em Ciências Farmacêuticas pela Universidade Estadual Paulista – Unesp. Atua na área de Tecnologia Farmacêutica em disciplinas de Graduação e Pós-graduação.

Niraldo Paulino
Farmacêutico Bioquímico com Mestrado e Doutorado em Farmacologia pela Universidade Federal de Santa Catarina – UFSC e Maximilian Universität München. Coordenador de curso de Farmácia na Universidade do Sul de Santa Catarina – Unisul – e do curso de Farmácia na Centro Universitário Barriga Verde – Unibave. Coordenador do Grupo de Pesquisa e Desenvolvimento de Biomedicamentos, no Programa de Mestrado Profissional em Farmácia na Universidade Bandeirante de São Paulo – Uniban. Coordenador dos Cursos de Especialização Medical Lex/ISEPE em Fitoterapia Clínica e Farmácia Clínica nas Turmas MT. SP, SC. CEO e Diretor de Negócios da Medical Lex Gestão de Informações e Cursos Ltda.

Paulo Roberto Regazi Minarini
Farmacêutico-bioquímico graduado pela Universidade Federal de Juiz de Fora – UFJF. Doutor em Medicamentos e Cosméticos, pela Faculdade de Ciências Farmacêuticas de Ribeirão Preto da Universidade de São Paulo – FCFRP-USP. Realizou Pós-doutorado na Faculté de Pharmacie – Université Paris-Sud. Professor-adjunto do Instituto de Ciências Ambientais, Químicas e Farmacêuticas da Universidade Federal de São Paulo – ICAQF/Unifesp.

Ralph Santos-Oliveira
PhD em Radiofarmácia pela University of Maryland. Professor-adjunto da Universidade Estadual da Zona Oeste do Rio de Janeiro – UEZO. Analista Pleno da Comissão Nacional de Energia Nuclear – Cnen.

Vitor de Oliveira

Graduação em Farmácia e Bioquímica pela Universidade São Paulo – USP. Especialização em Homeopatia pela USP. Graduação em Pedagogia pela USP. Pós-graduação em Marketing pela Escola Superior de Propaganda e Marketing – ESPM. Experiência nas áreas de Garantia da Qualidade e Técnico-comercial em empresas de fabricação, importação e distribuição de insumos, como Gerencial Sênior, sobretudo na área de B2B Farmacêutica. Vice-coordenador da Comissão Assessora de Distribuição e Transporte do Conselho Regional de Farmácia do Estado de São Paulo – CRF-SP. Colaborador da União Farmacêutica de São Paulo – Unifar. *Business Development Manager* para a área de Excipientes e Princípios Ativos da Merck.

Wallace Luiz Moreira

Graduado em Farmácia-bioquímica pela Faculdade de Ciências Farmacêuticas e Bioquímicas das Faculdades Oswaldo Cruz – FCFB-FOC. Atuou em Docência na Graduação da FCFB-FOC e na Coordenação da Comissão Assessora de Pesquisa Clínica do Conselho Regional de Farmácia do Estado de São Paulo – CRF-SP. Atua em Pesquisa e Desenvolvimento em Pesquisas Clínicas (nacionais e internacionais); Bioequivalência; Pesquisa Experimental; Pesquisa Pré-clínica e Propriedade Intelectual.

Dedicatória

Aos colegas e amigos
farmacêuticos que, com dedicação
e amor à profissão, cuidam,
direta ou indiretamente,
da saúde das pessoas.

Paulo Caleb Júnior de Lima Santos

Apresentação

O objetivo desta obra é disponibilizar, aos leitores farmacêuticos e graduandos, um material explicativo com descrição da área de atuação do farmacêutico, com habilidades requeridas ao profissional e com cenário atual de mercado, para permitir o conhecimento da amplitude dessa profissão.

É composta de 15 capítulos, que se referem às principais áreas de atuação da profissão farmacêutica. O corpo autoral é formado por farmacêuticos especialistas, docentes e pesquisadores, das melhores instituições do país e experientes nas diversas facetas da Farmácia.

As principais áreas abordadas são: Análises Clínicas, Pesquisa Clínica, Educação Farmacêutica, Farmácia Clínica, Farmácia Comunitária, Farmácia Estética, Farmácia Hospitalar, Farmácia Magistral, Radiofarmácia, Toxicologia, Acupuntura, Fitoterapia e Plantas Medicinais, Homeopatia, Distribuição e Transporte, Indústria e P&D.

Paulo Caleb Júnior de Lima Santos

Agradecimentos

Agradeço aos autores, farmacêuticos especialistas nas áreas específicas e conhecedores do mercado brasileiro, que contribuíram com suas *expertises* e despenderam seus preciosos tempos para a composição de cada capítulo desta obra.

Aos docentes e discentes do curso de Farmácia, que, em minhas indagações, apoiaram a iniciativa desta obra por reconhecerem que este material auxiliará na formação e no reconhecimento da amplitude da profissão farmacêutica.

À Editora Atheneu e aos seus colaboradores, pela oportunidade e pelo auxílio.

Aos meus familiares, pelo amor e apoio.

Paulo Caleb Júnior de Lima Santos

Mensagem

"Farmacêuticos, em todos os tempos e lugares, trazem mesmo lições de amor às pessoas. Aliás, para o farmacêutico, amar não é apenas o verbo transitivo direto que se aprende a conjugar nas escolas. Amar é ação. A ação de servir, a qualquer hora de qualquer dia e em qualquer lugar. É cuidar, é promover a saúde, é salvar vidas."

Carlos Drummond de Andrade, farmacêutico e um dos maiores poetas da língua portuguesa.

Sumário

1. Análises Clínicas, 1

Leiliane Rodrigues Marcatto
João Baptista Junqueira Martins
Ana Cristina Lo Prete
Paulo Caleb Júnior de Lima Santos

2. Pesquisa Clínica, 9

Wallace Luiz Moreira
Giovanni Carvalho Guzzo
Diogo Duarte Fagundes Moia

3. Educação Farmacêutica, 29

Marise C. Bastos Stevanato

4. Farmácia Clínica, 35

Dayani Galato
Hellen Karoline Maniero
Lucas Magedanz

5. Farmácia Comunitária , 61

Daniela Oliveira de Melo
Cláudia Fegadolli

6. Farmácia Estética, 83

Halika Groke

7. Farmácia Hospitalar, 87

José Ferreira Marcos

8. Farmácia Magistral, 109

Paulo Roberto Regazi Minarini
Marcelo Dutra Duque

9. Radiofarmácia, 115

Ralph Santos-Oliveira

10. Toxicologia e Análises Toxicológicas, 127

Isarita Martins
Maurício Yonamine

11. Acupuntura, 133

José Trezza Netto

12. Fitoterapia, 147

Niraldo Paulino

13. Homeopatia, 157

Márcia de Cássia Silva Borges

14. Distribuição e Transporte, 167

Vitor de Oliveira

15. Indústria e P&D, 179

João Paulo dos Santos Fernandes
Márcio Ferrarini
Michelle Fidelis Corrêa
Newton Andréo Filho

Índice Remissivo, 197

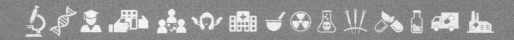

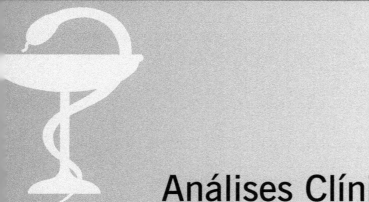

Análises Clínicas

Leiliane Rodrigues Marcatto • João Baptista Junqueira Martins
• Ana Cristina Lo Prete • Paulo Caleb Júnior de Lima Santos

A área das análises clínicas é uma das atribuições do profissional farmacêutico. Sendo considerada de extrema importância à saúde da sociedade e para que seja realizada em seu benefício, exige ética e conhecimento dos farmacêuticos analistas clínicos. Nessa área, o farmacêutico pode atuar na realização dos exames laboratoriais, pesquisa, gerenciamento de laboratório, planejamento e gestão em serviços farmacêuticos no setor, citopatologia, magistério superior, assessoria e consultoria em todas as áreas que compõem o ramo das análises clínicas.

Para que o farmacêutico possa atuar de maneira ética e correta na área de análises clínicas, foi aprovada em 2005, a Resolução da Diretoria Colegiada (RDC) nº 302, da Agência Nacional de Vigilância Sanitária (Anvisa), que dispõe sobre o regulamento técnico para funcionamento de laboratórios clínicos. Além dessa, outras RDCs, leis e instruções normativas orientam e obrigam os profissionais a prestarem serviços com qualidade e responsabilidade. Para atuar nessa área, o farmacêutico concorre não só com seus pares, mas também com outros profissionais da saúde, compondo um mercado competitivo e gigantesco. Por esse motivo, é necessário que o farmacêutico atenda aos requisitos indispensáveis para atuar na área de análises clínicas e toxicológicas.

Antigamente, o farmacêutico analista clínico era formado com habilitação em Farmácia Bioquímica, de acordo com a resolução nº 04/69. Atualmente, a formação do farmacêutico segue a nova regulamentação oriunda da resolução CNE/CÊS, nº 02/02 que propõe uma formação mais completa e generalista, mas também traz algumas competências específicas para atuar de maneira eficaz e ética na área de análises clínicas, tais como: realizar, interpretar, emitir laudos e pareceres e se responsabilizar tecnicamente pelo laboratório de análises clínicas e toxicológicas dentro dos padrões e normas de segurança; realizar procedimentos relacionados à coleta de materiais biológicos para fins de análises laboratoriais e toxicológicas; avaliar a interferência de medicamentos, alimentos e outros interferentes em exames laboratoriais; gerenciar laboratório de análises clínicas e toxicológicas. Porém, com essa nova formação, para obter o título de especialista é necessário concluir o curso de especialização profissional em análises clínicas, credenciado pelo CFF, ou adquirir o título de especialista em análises clínicas expedido pela SBAC (Sociedade Brasileira de Análises Clínicas). Vale ressaltar apenas que o título não é obrigatório e não interfere no pleno exercício profissional, garantido pela legislação vigente ministerial de educação superior.

Para assumir a responsabilidade técnica (RT) ou atuar em setores específicos de um laboratório clínico, o farmacêutico analista clínico precisa ter o conhecimento técnico e ser gestor da qualidade. Além disso, é necessário estar comprometido constantemente com a excelência, buscando novas metodologias, equipamentos e processos de automação. O analista também não pode deixar de se preocupar com o treinamento e educação continuada da equipe em todas as fases do processo, desde a coleta do material até a entrega do resultado.

Os principais setores das análises clínicas considerando-se o setor técnico do laboratório são os seguintes:

- Biologia molecular e genética;
- Bioquímica;
- Citologia e citopatologia;
- Endocrinologia;
- Fisiologia humana;
- Gestão da qualidade laboratorial;
- Controle da qualidade laboratorial;
- Hematologia e suas subáreas, tais como: coagulação, onco-hematologia e imuno-hematologia;
- Imunologia;
- Estudo laboratorial de líquidos biológicos tais como: urina, líquido cefalorraquidiano, líquido sinovial e esperma;
- Micologia;
- Microbiologia;
- Virologia;
- Parasitologia;
- Química analítica e instrumental;

- Toxicologia analítica voltada, principalmente, para as áreas ocupacional, forense e ambiental.

Considerando-se o setor administrativo são os seguintes:

- Gestão da qualidade laboratorial;
- Controle da qualidade laboratorial;
- Gestão da relação com o cliente;
- Administração da operação que contém as fases pré-analíticas, analíticas e pós-analíticas;
- Administração de custos;
- Administração da relação com o ambiente.

O farmacêutico analista clínico pode, ainda, se especializar em uma das áreas citadas anteriormente. Desta forma, o farmacêutico conseguirá atender às necessidades do laboratório e se destacar perante os outros profissionais.

■ Gestão da qualidade e boas práticas

Todas as empresas de todos os ramos de atividade procuram manter o foco na excelência de atendimento ao cliente, até por uma questão de "sobrevivência" no mercado, não sendo diferente com os laboratórios de análises clínicas.

Na década de 1950, uma série de princípios, inicialmente propostos pelos japoneses, introduziram várias ferramentas cujo objetivo era o de garantir a qualidade de seus produtos, refletindo diretamente sobre seus processos.

No laboratório, essa garantia da qualidade, antes preconizada pelos manuais de boas práticas de química, biologia e instrumentação, passaram a ser reunidos em um conjunto de procedimentos ao qual se denominou "Controle de Qualidade" em primeira instância e, depois que se verificou ser o laboratório uma linha de produção como uma indústria, foi proposta uma administração de todo o processo, identificando as fases pré-analíticas, analíticas e pós-analíticas cuja denominação nos dias atuais é "Gestão da Qualidade".

As orientações fornecidas aos farmacêuticos em fase de graduação e de pós-graduação contemplam com prioridade esse enfoque.

Na sua formação não estão afastadas as visões técnicas e administrativas necessárias para a compreensão das necessidades da gestão da qualidade.

O que era considerado um aprimoramento dos laboratórios, passou a ser, no início desse século, incluído na legislação dos países, o que obrigou os farmacêuticos responsáveis técnicos terem uma visão completa da lei e cumpri-la sob pena de terem seus serviços encerrados.

■ Acreditação

A acreditação de um laboratório de análises clínicas é o reconhecimento de um sistema de qualidade implantado.

Os laboratórios e seus responsáveis farmacêuticos devem seguir os requisitos contidos na Norma ABNT NBR NM ISO 15.189, que regula os procedimentos para todo o material biológico proveniente do corpo humano.

No nosso país, a coordenação da acreditação é responsabilidade do Instituto Nacional de Metrologia, Qualidade e Tecnologia – Inmetro, mas são licenciados para acreditar: a Sociedade Brasileira de Análises Clínicas e a Sociedade Brasileira de Patologia Clínica. Também licenciado no Brasil é o Colégio Americano de Patologia, que fornece a certificação internacional.

A acreditação é uma sensível evolução na confiabilidade dos resultados do laboratório de análises clínicas e toxicológicas e cada vez mais é solicitado ao farmacêutico, quando responsável, que busque esse caminho para que seu laboratório esteja no mercado, reconhecido como alto grau de confiabilidade e consequente sucesso na sua evolução.

■ Exames laboratoriais e cuidado farmacêutico

Os exames laboratoriais, além de úteis no diagnóstico, são extremamente importantes no monitoramento farmacoterapêutico, instrumento utilizado para a realização adequada do cuidado farmacêutico (farmácia clínica e atenção farmacêutica). Os exames laboratoriais guiam os profissionais a estabelecer o prognóstico, determinar as concentrações tóxicas e terapêuticas dos fármacos e também avaliar as concentrações de drogas e substâncias.

Em diversas doenças, utilizam-se os exames laboratoriais para avaliar a efetividade farmacoterapêutica, por exemplo: para o diabetes utilizam-se as dosagens de glicemia e da hemoglobina glicada; para a dislipidemia utilizam-se as dosagens de colesterol total e suas frações; para o distúrbio da tireoide utilizam-se as dosagens dos hormônios tireoidianos e hipofisário, dentre outros. Dessa maneira, o farmacêutico consegue notificar o médico, quando necessário, propiciando o ajuste da dose ou ainda a mudança na terapia.

Além disso, os exames laboratoriais são utilizados no monitoramento da segurança terapêutica, como por exemplo na avaliação de efeitos hepáticos e renais adversos advindos de medicamentos, especialmente para fármacos potencialmente hepatotóxicos ou nefrotóxicos.

Os exames laboratoriais em conjunto com a avaliação clínica do paciente fornecem aos profissionais de saúde informações úteis sobre a condição clínica do paciente, possibilitando o acompanhamento do tratamento, verificando sua efetividade e segurança. Assim, é importante que o profissional solicite e interprete o exame laboratorial de maneira correta e responsável.

Além disso, levando-se em consideração a complexidade da prestação dos serviços de cuidados farmacêuticos, é necessário que o farmacêutico conheça a farmacodinâmica e farmacocinética dos medicamentos utilizados pelo paciente para interpretar adequadamente o exame laboratorial. Esse é fator relevante, uma vez que os medicamentos podem causar interferências nos exames laboratoriais, gerando resultados falsos positivos ou falsos negativos.

Vale ressaltar que o monitoramento farmacoterapêutico por meio da solicitação de exames laboratoriais foi regulamentado pela resolução RDC nº 585/2013, do Conselho Federal de Farmácia — CFF, que ainda tem como objetivo, regulamentar as atribuições clínicas do farmacêutico, considerando as demais resoluções já publicadas.

Desse modo, fica claro que o papel do farmacêutico vai muito além da dispensação de medicamentos. As atribuições clínicas do farmacêutico, descritas no artigo 2º, visam à promoção, proteção e recuperação da saúde, além da prevenção de doenças e de outros problemas de saúde. Essas ações devem ser trabalhadas em conjunto com os demais profissionais da saúde em todas as atividades que envolvam o cuidado aos pacientes, incluindo as discussões de casos clínicos e o acesso e atualização de prontuários, conforme descrito nos incisos I, II, VI, IX e XXIII, do artigo 7º no Capítulo I.

Dentre as atribuições do farmacêutico clínico descritas no Capítulo I, artigo 7º, encontram-se, no âmbito de sua competência profissional, solicitar exames laboratoriais para monitorar os resultados da farmacoterapia (inciso XI), avaliar os resultados de exames laboratoriais que visam a individualização da farmacoterapia (inciso XII) e determinar quais os parâmetros bioquímicos e fisiológicos do paciente que serão acompanhados (inciso XIV).

Ainda conforme o Capítulo I, artigo 7º, o farmacêutico pode, baseado na farmacocinética clínica, monitorar os níveis terapêuticos dos medicamentos (inciso XIII), além de identificar, avaliar e intervir nas interações medicamentosas indesejadas e que tenham relevância clínica (inciso XVI).

Resumidamente, os exames laboratoriais são fundamentais para a maioria dos diagnósticos e prognósticos, este último estimado pelo monitoramento da terapia. Desse modo, é crucial que o farmacêutico entenda sobre os exames e suas possíveis interações para que possa exercer o cuidado farmacêutico de excelência e responsável, promovendo a saúde individual e coletiva. Por fim, o farmacêutico analista clínico deve estar constantemente atualizado, respeitando as legislações e as diretrizes de órgãos competentes.

■ Habilidades do analista clínico

Sugerem-se algumas habilidades para uma atuação de excelência do analista clínico, além daquelas inerentes ao farmacêutico:

- Detalhista e observador;
- Dedicado e rigoroso à gestão da qualidade;
- Boa relação interdisciplinar e multiprofissional;
- Ter conhecimentos técnicos, farmacológicos e bioquímicos;
- Realizar a educação permanente e continuada;
- Ter responsabilidade e comprometimento com sua própria formação;
- Liderar;
- Ter ética, respeito e responsabilidade;
- Ser empreendedor;
- Ter comprometimento;
- Saber tomar decisão com base na análise crítica e contextualizada das evidências científicas;
- Ter capacidade para intervir na resolubilidade dos problemas de saúde do indivíduo e da comunidade;
- Saber incorporar tecnologias de informação e comunicação de diferentes formas.

■ Mercado no Brasil

Segundo o Cadastro Nacional de Estabelecimentos em Saúde do Ministério da Saúde-CNES, de janeiro de 2018, existem no Brasil 21.325 laboratórios de Análises Clínicas e Patologia Clínica. Esses dados referem-se a todos os laboratórios prestadores de serviços, inclusive os de saúde pública.

Os laboratórios de análises clínicas no Brasil são influenciados, assim como qualquer outra organização, pela situação econômica do país. Porém, é um mercado bastante promissor pelo crescimento do envelhecimento populacional, da elevada porcentagem de decisões médicas baseadas em exames laboratoriais (cerca de 70%) e, ainda na fase de consolidação, pela permissão de solicitação de exames laboratoriais pelo farmacêutico para o monitoramento farmacoterapêutico.

O setor ainda conta com mudanças tecnológicas, fazendo com que o laboratório clínico e o farmacêutico analista clínico atualizem seus conhecimentos técnicos para que consigam usar essas novas tecnologias de maneira efetiva.

O mercado brasileiro de laboratórios de análises clínicas é constituído por um grande número de empresas de pequeno porte e poucos de grandes grupos, mostrando-se bastante competitivo. Os grandes grupos fazem com que a sobrevivência de laboratórios menores seja comprometida. Porém, há alternativas para que o laboratório de pequeno porte continue "vivo" nesse mercado competitivo. Uma dessas alternativas é investir em um profissional capacitado e em tecnologias.

Além do laboratório particular e conveniado, o farmacêutico analista clínico atua também nos serviços de saúde do setor público, atuando em diversas instituições, como: hospitais, bancos de sangue, unidades básicas de saúde (UBS), clínicas, postos de coleta de material biológico, centros avançados de reprodução humana, centros de produção e desenvolvimento de vacinas, laboratórios de controle de qualidade de reagentes e equipamentos para análises clínicas, laboratórios forenses, laboratórios de monitorização de danos ambientais e ocupacionais, centros de pesquisas, instituições de ensino superior, centros técnicos, centros de vigilância sanitária e epidemiológica.

■ Referências bibliográficas

- ■ Comissão Assessora de análises clínicas e toxicológicas. Cartilha Análises Clínicas e Toxicológicas. Conselho Regional de Farmácia do Estado de São Paulo. 2017. 4ª ed.
- ■ Braga M.C, Marcatto L.R, Santos P.C. Importância dos exames laboratoriais na atenção farmacêutica. Farmácia Clínica e Atenção Farmacêutica: Contexto Atual, Exames Laboratoriais e Acompanhamento farmacoterapêutico. São Paulo: Atheneu 2017. 2ª ed.
- ■ Resolução RDC Anvisa nº 306, de 7 de dezembro de 2004. Dispõe sobre o Regulamento Técnico para o gerenciamento de resíduos de serviços de saúde.
- ■ Resolução RDC Anvisa nº 302, de 13 de outubro de 2005. Dispõe sobre Regulamento Técnico para funcionamento de Laboratórios Clínicos.
- ■ Resolução RDC Anvisa nº 585, de 29 de agosto de 2013. Regulamenta as atribuições clínicas do farmacêutico e dá outras providências.
- ■ Cadastro Nacional de Estabelecimentos em Saúde do Ministério da Saúde – CNES. Dados do Setor. Janeiro de 2018.

■ Sites ou links de interesse

- ■ SBAC – Sociedade Brasileira de Análises Clínicas – www.sbac.org.br
- ■ SBPC – Sociedade Brasileira de Patologia Clínica – www.sbpc.org.br
- ■ O Farmacêutico – ofarmaceutico.com.br

Farmácia – Áreas de Atuação e Mercado

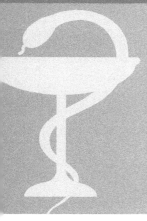

2

Pesquisa Clínica

Wallace Luiz Moreira • Giovanni Carvalho Guzzo • Diogo Duarte Fagundes Moia

■ Introdução

A pesquisa científica é um dos processos de construção de conhecimento a partir de conceitos, fatos e análises a fim de se obter informações precisas sobre um determinado tema. É evidente há mais de um século a necessidade de planejamento, parâmetros e métodos bem definidos para que os dados gerados sejam conclusivos e aplicáveis à sociedade, afinal:

> A ciência é feita de fatos, da mesma maneira que uma casa é feita de tijolos. Contudo, um conjunto de fatos não constitui ciência, da mesma maneira que um monte de tijolos não é uma casa (Poincaré, 1902 apud Gilli, 1996, p. 25, tradução nossa).

Como uma das formas de investigação científica, a pesquisa clínica ou estudo clínico é:

> "Qualquer investigação em seres humanos objetivando descobrir ou verificar os efeitos clínicos, farmacológicos e/ou outros efeitos farmacodinâmicos de um produto sob investigação, e/ou de identificar qualquer evento adverso a este(s), e/ou estudar a absorção, distribuição, metabolismo e excreção de produtos medicamentosos com o objetivo de assegurar a sua segurança e/ou eficácia" (ICH, 2016, tradução nossa).

Atualmente, esse conceito se expande às pesquisas aplicadas ao desenvolvimento de dispositivos médicos, equipamentos ou instrumentos para determinados procedimentos diagnósticos ou terapêuticos.

É imprescindível evidenciar o extremo impacto que a Pesquisa Clínica é capaz de exercer na saúde e bem-estar da sociedade. Ao desenvolver novas abordagens relacionadas ao diagnóstico e tratamento de enfermidades, esse segmento tem contribuído significativamente com o aumento da expectativa e qualidade de vida. Os antibióticos e vacinas, por exemplo, exercem papel fundamental no tratamento e prevenções de infecções que dizimaram a população em diversas partes do globo. Os antirretrovirais permitem perspectivas de vida e relação social aos pacientes portadores do vírus HIV sem precedentes. Descobertas gênicas, ativos biológicos, imunoterapia e terapias celulares tem apresentado possibilidades anteriormente inimagináveis tanto na prevenção quanto no tratamento do câncer, infecções, dentre outras graves doenças ou síndromes. Não é acaso que cada uma dessas inovações está intimamente relacionada a diversos prêmios Nobel, bem como a revolução da estimativa de vida e hábitos da sociedade.

O profissional farmacêutico tem amplo potencial de atuação em diversos seguimentos da pesquisa clínica, pois conta, em sua formação, com conhecimentos aprofundados dos parâmetros de eficácia (com destaque à farmacocinética e farmacodinâmica), segurança (principalmente toxicologia) e regulatórios (deontologia) de desenvolvimento de um novo medicamento. Dessa forma, como em raras outras oportunidades, um profissional é capaz de contribuir com a saúde de uma extensa população e/ou oferecer perspectivas à muitas vidas.

Apesar dos princípios hipocráticos, as discussões sobre o emprego de princípios bioéticos na pesquisa tornaram-se mais evidentes após a II Guerra Mundial, quando as pesquisas envolvendo seres humanos, sem o seu consentimento, foram conhecidas por todo o mundo. Seres humanos foram expostos a condições de sofrimento extremas que, na maioria das vezes, tinham o óbito como desfecho deliberado. Após os responsáveis terem sido devidamente condenados em um Tribunal Militar Internacional, realizado na cidade de Nuremberg, em 1947, as nações se engajaram em definir um Código e Ética Médica para pesquisadores, que torna compulsório o consentimento dos participantes da pesquisa. Tais princípios éticos foram aprofundados posteriormente com a Declaração Universal dos Direitos do Humanos (ONU), Declaração de Helsinque (em suas diversas atualizações), Relatório de Belmont, normas da Comissão Internacional de Harmonização (ICH), Organização Mundial da Saúde e, no Brasil, a Resolução CNS 466/2012.

Além do consentimento, conceitos e definições bioéticas, esta norma brasileira preconiza os requisitos e as instâncias éticas nacionais. À Comissão Nacional de Ética em Pesquisa (Conep), órgão ligado ao Conselho Nacional de Saúde (CNS) do Ministério da Saúde (MS), compete (principalmente):

- Assegurar os direitos e deveres que dizem respeito aos participantes da pesquisa, à comunidade científica e ao Estado conforme os referenciais da bioética tais como:
  - Autonomia;
  - Não maleficência;
  - Beneficência;
  - Justiça;
  - Equidade.
- Adequação e atualização das normas atinentes;
- Examinar os aspectos éticos da pesquisa envolvendo seres humanos;
- Registrar e supervisionar o funcionamento ou cancelar o registro dos Comitês de Ética (CEP) de cada instituição/região onde se pretende realizar a pesquisa;
- Analisar os projetos de pesquisa envolvendo seres humanos, emitindo parecer, devidamente justificado, sempre orientado, dentre outros, pelos princípios da: impessoalidade, transparência, razoabilidade, proporcionalidade e eficiência, dentro dos prazos estabelecidos em norma operacional, evitando redundâncias que resultem em morosidade na análise;
- Dentre outras atribuições.

Tanto a Conep, quanto o CEP, são colegiados multidisciplinares, deliberativos, consultivos e independentes cujos membros trabalham de maneira voluntária. Devem ser compostos por representantes de ambos os sexos e deter ao menos um representante da população (portanto, não necessariamente da área). Qualquer pessoa envolvida deve garantir a confidencialidade dos projetos, informações dos participantes da pesquisa, ausentar-se da análise caso existir qualquer conflito de interesse do projeto em discussão. Além da avaliação ética, a análise de pesquisas de medicamentos e produtos para a saúde objetivando o registro é realizada pela autoridade sanitária local que, no Brasil é a Agência Nacional de Vigilância Sanitária (Anvisa). Caso envolva a utilização de micro-organismos geneticamente modificados (como em boa parcela de produtos biológicos) há, outrossim, o procedimento de análise da Comissão Técnica Nacional de Biossegurança (CTNBio).

As Resoluções RDC nº 09/15 e nº 10/15 estabelecem os requisitos e procedimentos necessários para a realização de estudos clínicos, respectivamente, com medicamentos e dispositivos para a saúde para fins de registro (também conhecidos como "Boas Práticas Clínicas" – BPC). Para tanto, o patrocinador do produto sob investigação submete um Dossiê de Desenvolvimento Clínico de Medicamento (DDCM) a ser aprovado pela Agência. Essa norma tornou possível:

i) a análise do planejamento de desenvolvimento do produto como um todo (fases I, II e III); ii) submissão concomitante à análise ética feita pelo Sistema CEP/Conep; iii) análise simultânea de todos os locais onde serão realizadas as pesquisas com os participantes (centros de pesquisa). Assim, permite desburocratizar, aumentar a eficiência de análise dos projetos de pesquisas, bem como reduzir o tempo de avaliação do projeto.

As divergências entre os critérios balizares das Boas Práticas Clínicas (BPC ou do inglês *Good Clinical Practice* (GCP)) em diversas nações tornava o processo de desenvolvimento e introdução de um novo produto farmacêutico ou dispositivo para a saúde mais extenso, caro e sobretudo não ético quanto possível, pois evitar a exposição de seres humanos à pesquisas é uma maneira de exercício do princípio bioético da beneficência. Diante dessa perspectiva, em 1990, foi fundada, por representantes das agências regulatórias da Europa, Japão e Estados Unidos, a Conferência Internacional de Harmonização (ICH), que define requerimentos técnicos para registro de medicamentos para uso humano que se dividem em normas de: Eficácia (E), Segurança (S), Qualidade (Q) e Multidisciplinar (M). Ao longo do tempo, diversas nações do globo têm aderido ao órgão internacional. Em 2015, o ICH tornou-se "Comitê Internacional para Harmonização" estabelecendo-se como uma associação internacional. Em 2016, a Anvisa foi aceita como membro do ICH assumindo o compromisso de, no prazo de cinco anos, adequar-se ao conjunto de cinco guias do ICH que diz respeito principalmente a ações de Farmacovigilância, Pesquisa Clínica, implementação do *Common Technical Document* (CTD) e do MedDRA.

Atualmente, além das RDC nº 09/15 e nº 10/15, os estudos realizados no Brasil são realizados conforme os parâmetros de Boas Práticas Clínicas descritos pelo GCP ICH E6(R2). Tal realidade representou um avanço importante uma vez que se utiliza os mesmos parâmetros de desenho, condução, performance, monitoria, registros, análise e relatos de estudo clínicos para diversas nações deforma a assegurar a proteção, direitos e bem-estar dos participantes, confidencialidade e credibilidade dos dados mundialmente. Dessa forma, as agências regulatórias podem considerar os dados produzidos em outras regiões ou, ainda, analisar em conjunto as pesquisas em andamento de maneira a garantir a eficácia e segurança do produto sob investigação de maneira mais robusta para todos os participantes envolvidos independente de sua nacionalidade garantindo não apenas o melhor exercício da beneficência supracitado, mas também o da justiça e equidade.

Faz-se necessário lembrar que o desenvolvimento clínico de um novo produto se trata de uma investigação científica envolvendo seres humanos. Dessa forma, apesar do racional bem estabelecido e benefícios científico e à população, há o risco de eventos adversos e desfechos indesejáveis aos participantes da pesquisa que são plenamente assistidos, tratados e mitigados (ao máximo). Assim, é imprescindível reiterar que se trata de um segmento amplamente e cuidadosamente regulado sob as perspectivas éticas e sanitárias nacionais e internacional com extenso número de normas e guias do que os expostos nesse capítulo. Portanto, é estritamente necessário ao ingressante ou interessado nesse segmento, buscar instruir-se e se familiarizar, uma vez que as aborda-las com a devida propriedade exigiria uma produção escrita dedicada.

■ Segmentos da pesquisa clínica

De um modo geral, existem cinco grupos principais de profissionais atuantes na condução de estudos clínicos: I) Patrocinador; II) Organização Representativa de Pesquisa Clínica (ORPC ou do inglês *Contract Reasearch Organization* (CRO)); III) Centro de Pesquisas; IV) Autoridades Éticas e Sanitárias; V) Provedor de coleta de dados.

Patrocinador

De acordo com as BPC, patrocinador é um indivíduo, empresa, instituição ou organização que se responsabiliza pelo início, gerenciamento e/ou financiamento de um estudo clínico. É possível destacar alguns aspectos da atuação com suas respectivas responsabilidades e atividades na Tabela 2.1.

Tabela 2.1 – Aspectos do escopo do patrocinador com suas respectivas responsabilidades e atividades

Aspecto	Responsabilidades	Atividades envolvidas
Garantia e controle de qualidade	• Implementar sistema de gerenciamento e controle de qualidade em todas as etapas da pesquisa clínica; • Garantir a proteção dos participantes da pesquisa e a fidedignidade dos resultados da pesquisa clínica; • Delinear protocolos clínicos, procedimentos e ferramentas de coleta e processamento de dados necessários para tomada de decisões relacionados ao estudo clínico; • Garantir e controlar a qualidade de maneira a ser proporcional ao risco inerente à pesquisa e a relevância da informação coletada.	• Identificar processos e dados críticos; • Identificar, avaliar, controlar/mitigar, comunicar, revisar e relatar riscos; • Estabelecer procedimentos e ferramentas de controle de qualidade garantindo que o estudo está sendo conduzido e os dados gerados, registrados, manejados e relatados e arquivados conforme BPC; • Dentre outras.
Expertise médica	Designar equipe médica apropriada para prontamente assessorar as questões ou problemas médicos relacionados ao estudo clínico.	• Auxílio na elaboração e ajustes no protocolo de pesquisas, Termo de Consentimento Livre e Esclarecido; • Apoio ao investigador na análise e relato de eventos adversos; • Dentre outras.

Continua...

Farmácia – Áreas de Atuação e Mercado

Tabela 2.1 – Aspectos do escopo do patrocinador com suas respectivas responsabilidades e atividades – continuação

Aspecto	Responsabilidades	Atividades envolvidas
Expertise da equipe de pesquisa clínica	Designar equipe (bioestatísticos, farmacologistas, médicos, dentre outros profissionais) para: • Delineamento do estudo; • Elaboração do protocolo; • Gerenciamento do estudo; • Gerenciamento de dados; • Manutenção do arquivo.	• Estabelecer procedimentos e ferramentas de controle de processos; • Assegurar que a equipe qualificada seja devidamente treinada previamente à realização dos processos e que o risco de inexperiência seja mitigado; • Dentre outras.
Seleção do centro de pesquisa/ investigador	• Selecionar investigador/centro de pesquisas qualificados, experientes e com recursos adequados para a pesquisa; • Fornecer ao investigador/centro de pesquisas o protocolo e brochura do Investigador atualizados, bem como tempo adequado para revisão.	• Conduzir um processo de análise de viabilidade a fim de analisar se os investigadores e centros de pesquisas apresentam qualificação, experiência e recursos necessários para a condução do estudo; • Prover recursos e treinamentos necessários para a condução adequada do estudo clínico; • Promover momentos para discussão e planejamento das atividades do estudo; Obter documentação necessária para rastrear o cumprimento das normas de BPC, contrato de condução do estudo, concordância com o protocolo e seus procedimentos; cumprimento de procedimentos de registros e relatos; permitir monitoria, auditoria e inspeções; retenção dos documentos até patrocinador informar que não são mais necessários; • Dentre outras.
Financiamento	Custear todas as atividades relacionadas à pesquisa.	• Realizado um orçamento de todas as atividades o qual deve ser devidamente documentado nos contratos; • Dentre outras.
Notificação/ submissão às autoridades regulatórias	Submeter todas as documentações necessárias para o crivo regulatório e assegurar que o estudo comece somente após a aprovação pela autoridade sanitária (caso aplicável ao estudo).	• Elaborar o DDCM conforme as normas sanitárias e BPC, bem como estabelecer processos e medidas de controle para assegurar o início do estudo após documentos, contratos, aprovações, treinamentos e planejamentos estarem adequados para condução do estudo; • Dentre outras.
Produto sob investigação e insumos para sua aplicação ou coleta de amostras biológicas	• Garantir que o produto investigacional (incluindo produto comparador ou placebo) esteja em estágio de desenvolvimento adequado; seja produzido conforme Boas Práticas de Fabricação; seja adequadamente identificado e codificado de maneira a proteger o cegamento (caso aplicável); • Garantir que todas informações do produto sob investigação sejam periodicamente compiladas, analisadas e disponibilizadas ao investigador principal, CEP e agência regulatória (se aplicável) de maneira a garantir a segurança dos participantes da pesquisa;	• Elaborar procedimentos e controles adequados para garantir a conformidade; • Estabelecer um processo contínuo de avaliação dos dados de segurança do produto investigacional de forma a prover documentos atualizados periodicamente, sobre tudo, a notificar prontamente as autoridades e investigadores sobre achados que possam impactar: na segurança dos participantes, na condução do estudo, alterar a opinião do CEP sobre o estudo;

Continua...

14

Pesquisa Clínica

Tabela 2.1 – Aspectos do escopo do patrocinador com suas respectivas responsabilidades e atividades – continuação

Aspecto	Responsabilidades	Atividades envolvidas
Produto sob investigação e insumos para sua aplicação ou coleta de amostras biológicas	• Definir e assegurar o cumprimento das condições de transporte, armazenamento, monitoramento, preparo (caso aplicável), dispensação; • Definir e prover embalagem e transporte adequados de maneira a prevenir deterioração do produto ou amostra biológica comprometendo a segurança e eficácia do produto e resultado da análise/diagnóstico.	• Avaliar e contratar terceiros com *experti-se* e experiência adequadas para cumprir os requerimentos expostos conforme as BPC e BPF, bem como as condições adequadas do produto investigacional; • Utilizar de métodos e ferramentas que permitam o pleno controle dessas atividades, bem como analisar e reportar eventuais desvios a fim de mitigar a possibilidade de dano ao participante da pesquisa; • Dentre outras.
Monitoria	• Desenvolver abordagem sistemática, prioritária e baseada em risco para monitoria do estudo clínico; • Deve assegurar que o estudo é conduzido e documentado adequadamente quanto aos procedimentos e instalações relacionados ao estudo clínico; • Verificar e se os direitos e bem-estar dos participantes estão sendo protegidos; • Verificar se os dados estão sendo registrados e relatados de maneira precisa, atribuível, legível, contemporânea, original, completa, durável, disponível, acessível, recuperável, consistente com o documento-fonte; • Verificar o cumprimento do protocolo, BPC e requerimentos regulatórios.	• Estabelecer um plano de monitoria baseado nos riscos para o estudo; • Definir e utilizar ferramentas de controle de monitoria de maneira a possibilitar identificar precocemente eventuais riscos esperados e novos; • Realizar revisão de documentos-fonte e verificação de dados conforme o plano de monitoria; • Realizar monitoria central, presencial no centro e à distância conforme BPC e o impacto dos riscos, natureza da atividade ou verificação; • Dentre outras.

Fonte: Autoria própria baseada em https://www.ich.org/fileadmin/Public_Web_Site/ICH_Products/Guidelines/Efficacy/E6/E6_R2__Step_4_2016_1109.pdf – Acesso em: 30 set. 2018.

Além de algumas posições de assistente (CTA) e monitor de pesquisa clínica (CRA), que geralmente são terceirizados pelas ORPCs, o patrocinador costuma apresentar gerentes locais (nacionais) ou regionais (de determinado conjunto de países ou um continente) responsáveis por:

- Estudo clínico/projetos: assegurar o planejamento e condução do estudo seja realizado conforme a prioridade e estratégia do produto para a companhia;

- Equipe: analisa e gerencia a demanda de trabalho dos profissionais do departamento de pesquisa clínica, bem como empenha-se em promover o desenvolvimento pessoal e profissional;

- Logística e suprimentos: assegura os tramites necessários para suprimento de produto investigacional e insumos para a pesquisa.

- Qualidade: realiza ações para prever, identificar, comunicar, tratar, relatar e mitigar riscos, bem como promove ações de treinamento e iniciativas de aprimoramento de processos relacionados à pesquisa clínica;
- Pesquisa Clínica: orienta, acompanha e conduz as atividades do departamento local/regional de pesquisa clínica. Normalmente coordena os gerentes de estudo e de equipe.

Tais cargos costumam ter seu correspondente central quem responde globalmente pelo projeto, equipe, divisão de pesquisa, qualidade, bem como de gestão.

Diante do exposto o farmacêutico é um profissional de destaque por ter conhecimentos sobre o desenvolvimento de um novo medicamento; parâmetros de eficácia e segurança; conceitos de farmacoeconomia; administração e gestão de projetos aplicados à saúde.

Organização Representativa de Pesquisa Clínica (ORPC)

Conforme BPC praticadas globalmente, o patrocinador pode delegar à ORPC (CRO) uma pessoa ou organização (comercial, acadêmica ou outra) para realizar uma ou mais de suas funções ou deveres.

É comum o patrocinador designar todas (*full outsourcing*) ou uma parte das atividades relacionadas ao estudo clínico em suas mais diversas instâncias. Porém, a responsabilidade final sobre a qualidade, integridade dos dados relacionados ao estudo sempre é do patrocinador. Os principais fatores que costumam influenciar nessa decisão são:

- Estratégia de desenvolvimento adotada para aquele produto face ao *portfólio* do patrocinador;
- Capacidade da equipe interna do patrocinador absorver esta demanda de trabalho;
- Capacidade dos terceiros de executar a atividades conforme as expectativas e procedimentos do patrocinador, bem como prerrogativas regulatórias aplicáveis;
- Recursos (financeiros e tempo) alocados para esse estudo;
- Logística envolvida;
- Custo de terceirização;
- Dentre outros.
  As principais atividades contratadas consistem em:
- Monitoria de estudos clínicos;
- Elaboração e gerenciamento de submissões regulatórias;

- Transporte de produto investigacional;
- Fornecimento e/ou transporte e/ou distribuição de:
  - □ Testes rápidos necessários para avaliar algum critério de inclusão ou exclusão (p. ex.: gravidez, glicemia capilar, dentre outros);
  - □ Insumos necessários para aplicação de produto sob investigação e/ou coleta de amostra biológica (p. ex.: seringas, agulhas, luvas, dentre outros).
- Realização de exames laboratoriais que costumam ser específicos e parâmetro fundamental para determinar o objetivo primário do estudo (p. ex.: carga viral, produção de anticorpos, marcadores biológicos específicos para a doença, dentre outros);
- Elaboração de ficha clínica para a coleta de dados com a maior qualidade possível;
- Gerenciamento dos dados coletados em tempo real;
- Análise dos resultados do estudo.

O farmacêutico demonstra ter uma formação muito versátil nesse ramo, pois pode atuar como analista clínico, no laboratório de análises clínicas, voltadas para o estudo clínico, ser responsável pela distribuição/transporte de medicamentos e insumos para saúde, análise e gerenciamento dos dados ou documentos a serem analisados pelas agências regulatórias.

No que tange à monitoria, o farmacêutico pode iniciar a carreira como Assistente de Pesquisa Clínica (*Clinical Trial Assistant* – CTA) cujas atividades envolvem atividades relacionadas ao:

- Preparo de documentos para submissão regulatória, traduções até elaboração do arquivo do centro de pesquisas e manutenção do arquivo do estudo;
- Apoiar e acompanhar o monitor de pesquisa clínica (principalmente em monitoria *off-site*);
- Análise de viabilidade de seleção de centros de pesquisa/investigador.

O profissional pode seguir a carreira como Monitor de Pesquisa Clínica (*Clinical Research Associate* – CRA) cujas atividades principais são:

- Planejamento e atividades pré-estudo clínico:
  - □ Contribuir com a revisão do protocolo, brochura do investigador, manual de procedimentos do estudo e de suas traduções;
  - □ Escrever ou revisar o Termo de Consentimento Livre e Esclarecido (TCLE) e/ou o Termo de Assentimento Livre e Esclarecido (TALE – para o caso de menores);

- Revisar a ficha clínica (*Case Report Form* – CRF) onde serão coletados os dados a serem analisados pelo estudo. Atualmente são formulários preenchidos eletronicamente (eCRF) cujo funcionamento normalmente é testado pelo monitor antes do início do estudo. Conduzir o processo de seleção e análise de viabilidade (*Feasibility)* de um novo protocolo:
- Selecionar e/ou analisar/qualificar os laboratórios a serem utilizados no estudo para a realização de exames (principalmente locais);
- Atividades relacionadas ao preparo e condução de reunião de investigadores;
- Realização de visitas de pré-estudo a fim de:
  — Prever e mitigar riscos;
  — Realizar treinamento de investigadores e equipe do centro em procedimentos ou dispositivos relacionados ao estudo;
  — Avaliação dos equipamentos e softwares necessários para a realização do estudo clínico.
- Solicitar e acompanhar o envio de produto sob investigação e demais insumos ao centro de pesquisas.
- Condução do estudo:
  - Contribuir com a revisão do protocolo (emendas ou cartas administrativas), brochura do investigador, relatório de segurança do produto investigacional do estudo e de suas traduções;
  - Realizar as visitas de iniciação e monitoria;
  - Manter a supervisão e verificação dos dados e procedimentos do estudo (principalmente os relacionados ao consentimento, inclusão dos participantes, inserção de dados no eCRF, relatos de eventos adversos, dentre outros);
  - Revisar os documentos-fonte, bem como verificação dos dados no eCRF;
  - Monitorar eventos adversos e outros *endpoints*;
  - Revisar os documentos regulatórios e éticos;
  - Indicar, ajudar a solucionar, treinar e enveredar esforços de evitar recorrências de achados de monitoria;
  - Relatar desvios de protocolo e BPC, bem como acompanhar à sua notificação ao CEP pelo centro de pesquisas;
  - Realizar a visita de encerramento do estudo com as devidas orientações;
- Encerramento estudo: realizar eventuais seguimentos que se fizerem necessários até o congelamento do banco de dados.

- Pós-estudo:
  - □ Auxiliar na elaboração/revisão do relatório final do estudo (caso aplicável);
  - □ Arquivar os documentos do estudo ou encaminhar para o arquivo permanente;
  - □ Auxiliar em caso de inspeção ou auditoria.
- Atividades adicionais:
  - □ Treinar, supervisionar e/ou mentorar membros da equipe;
  - □ Atuar como líder do projeto (intermediário entre o gerente do projeto e o monitor).

Diante do exposto, é claro que o farmacêutico por deter conhecimentos em metodologia científica, epidemiologia, bioestatística, farmacologia, análises clínicas e toxicologia permitem é pode atuar em diversos momentos da atividade do monitor de maneira a contribuir desde o início com o planejamento; elaboração; revisão de documentos; verificação de: estruturas, insumos, processos e dados. Além disso, torna possível acompanhamento mais preciso do tratamento (e o uso de medicamentos concomitantes) e eventos adversos como poucos profissionais. As habilidades científicas e comunicação desempenham papel fundamental no treinamento em diversas oportunidades incluindo de mentoria. Não obstante, o perfil de liderança associado ao gestor de processos e recursos permitem trabalho em equipe fundamental para excelente execução do estudo, bem como garantia dos direitos e bem-estar dos participantes da pesquisa.

Centro de pesquisas

No centro de pesquisa, o profissional farmacêutico tem a oportunidade de atuar no gerenciamento e condução dos estudos clínicos, executando atividades na área regulatória, como submissão desses estudos à Anvisa, processos de importação e exportação, submissão de projetos ao Comitê de Ética e Pesquisa (CEP) e Comitê Nacional de Ética em Pesquisa (Conep), na etapa clínica, realizando o recrutamento e acompanhamento de participantes da pesquisa. O farmacêutico, também pode, desempenhar papel fundamental, no modo como os ensaios clínicos são conduzidos, contribuindo de diferentes maneiras no processo de pesquisa, tais como:

- Colaborar diretamente em aspectos farmacotécnicos, como composição de medicamentos e revisão/supervisão das indicações;
- Revisar as dosagens, administração, contraindicações, efeitos adversos e interações medicamentosas;

- Ajudar a garantir segurança dos participantes e seus direitos, que são principalmente protegidos pelos Comitês de Ética em Pesquisa (CEP) locais.

Para qualquer umas das funções supracitadas o farmacêutico deve estar familiarizado com o protocolo de pesquisa, termo de consentimento informado, brochura e procedimentos operacionais padrão do centro de pesquisa, que inclui regulamentação, ética e demais requisitos legais da pesquisa.

O profissional farmacêutico, inclusive, pode atuar como gerente do centro de pesquisa e gerente técnico, exercendo funções de acompanhamento e avaliação de projetos, gestão e capacitação de equipe e supervisão do andamento de estudos, entretanto, um ponto crítico na atuação do farmacêutico na área de pesquisa clínica é o constante empenho em sua formação com pós-graduação, mestrado e doutorado e constante atualização profissional.

Na área de pesquisa clínica é desejável que o profissional farmacêutico apresente conhecimento de conceitos científicos relacionados ao projeto e análise de ensaios clínicos, de ética e de segurança dos participantes, compreenda como os medicamentos, dispositivos e produtos biológicos são desenvolvidos e regulados, conhecimento das boas práticas clínicas, de gerenciamento de projeto, gerenciamento de dados do estudo, liderança e boa comunicação.

É difícil generalizar habilidades e qualidades que são igualmente importantes em todas as organizações, cargos e níveis de experiência, mas aqueles que podem dominar essas competências estarão posicionados para serem bem-sucedidos no setor.

Figura 2.1 – Organograma do centro de pesquisa.

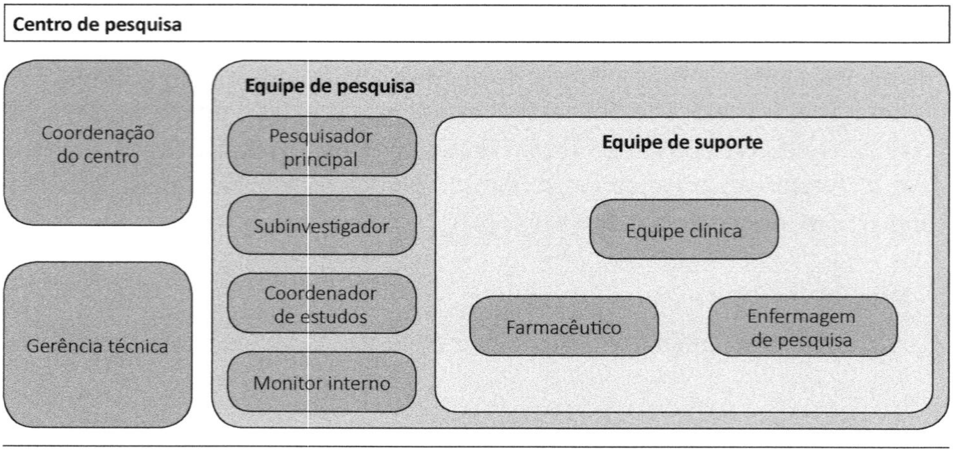

Fonte: Autoria própria.

Resumidamente o Farmacêutico atuante na pesquisa clínica é considerado o especialista em excelência de drogas/fármacos e seus conhecimentos em química farmacêutica, farmacologia, toxicologia, bioquímica, biologia molecular, cinética e dinâmica, relação estrutura atividade, farmacoeconomia podem ser instrumento útil/fundamental também nas atividades relacionadas aos processos e etapas de um ensaio clínico.

Autoridades éticas e sanitárias

CEP/Conep

O farmacêutico pode atuar no CEP ou na Conep como membro ou consultor *ad hoc* de qualquer uma dessas comissões. Sua formação permite contribuir significativamente, uma vez que apresenta conhecimentos técnicos avançados do processo de desenvolvimento de novos fármacos balizando sobre eficácia e segurança desse e métodos de investigação e análise dos dados garantindo o pleno exercício dos princípios bioéticos para resguardar os benefícios e direitos dos participantes em cada projeto. Faz-se necessário, porém, mencionar que apesar do impacto o trabalho é de natureza voluntária e não constitui uma posição laboral de carreira.

Em algumas instituições, é possível que seja cobrada uma taxa de avaliação do projeto que visa cobrir custos com secretaria, administração e insumos necessários para o funcionamento do CEP, mas não à remuneração de seus membros.

O farmacêutico pode exercer atividades relacionadas à gestão dos trabalhos na Conep, na posição de coordenador e coordenador adjunto que são definidos mediante indicação dos conselheiros do Conselho Nacional de Saúde (CNS). Há a possibilidade de participar da elaboração de novas normas reguladoras nacionais no CNS sob qualquer uma das suas estruturas organizacionais: Plenário, Mesa Diretora, Presidência, Grupos de Trabalho, Secretaria-Executiva e Comissões (dentre as quais a Conep faz parte). Tais posições derivam-se de outras que não exprimem o caráter voluntário supracitado.

Anvisa

Certamente o profissional farmacêutico pode contribuir significativamente com as análises e acompanhamentos dos projetos de pesquisas sob escopo da Anvisa. Como principais departamentos envolvidos com Pesquisa Clínica podemos citar a: Coordenação de Pesquisa Clínica em Medicamentos e Produtos Biológicos; Gerência de Avaliação de Segurança e Eficácia e Gerência Geral de Medicamentos e Produtos Biológicos.

As amplas habilidades científicas e expertise descritas anteriormente, assim como no CEP/Conep pode contribuir com a constante análise de eficácia e segurança do produto sob pesquisa, bem como dos métodos de investigação permite a segurança dos participantes da pesquisa em nível nacional e global. O profissional pode, outrossim, contribuir com a composição de novas normas relacionadas a esse segmento pode impactar na saúde da sociedade moderna. Na qualidade de servidor público, o farmacêutico necessita realizar concurso público. A carreira geralmente se inicia como analista e/ou fiscal seguindo por coordenação e gerência que pode chegar à diretoria do colegiado por nomeação pelo Senado Federal (após sabatina). Dentre os cinco diretores (atualmente detém um profissional farmacêutico), um é designado por decreto do Presidente da República para exercer a atividade de diretor-presidente (já conduzida com notórios avanços por farmacêutico).

Provedor de coleta, armazenamento e gerenciamento de dados

Atualmente tem surgido no mercado novos fornecedores de softwares e dispositivos de coleta de dados. No início, essa atividade era exclusiva aos eCRFs oferecidos pelas ORPCs. Todavia, atualmente existem softwares capazes de desempenhar a função de diários de participantes (*eDiary*) em que esses descrevem eventos adversos e observação diária de aspectos relevantes ao estudo (por ex.: halo de aplicação, glicemia de jejum e pós-prandial, pressão arterial, dentre outros).

eDiary podem ser utilizados em aparelhos celulares ou *tablets* e permitem maior precisão e acompanhamento dos voluntários da pesquisa conferindo uma nova perspectiva de segurança para os voluntários e qualidade de dados para o estudo clínico.

Com o advento de dispositivos para saúde como relógios, fones de ouvido com monitores cardíacos e termômetros, dentre outros; esse segmento se demonstra estar em expansão. Certamente o desenvolvimento dessas ferramentas podem contribuir cada vez mais com a pesquisa clínica e o profissional farmacêutico pode, novamente, desempenhar um papel pioneiro.

■ Instrução em pesquisa clínica

Atualmente estão disponíveis diversas modalidades de cursos em pesquisa clínica nos mais diversos segmentos apresentados acima. Existem cursos aplicados como:

- Especialização (*lato sensu*): que são mais extensos gerais a fim de caracterizar conceitos relacionados Pesquisa Clínica, abordar as principais normas e *Guidelines* relacionados, bem como conferir conceitos noções dos diversos segmentos e atividades. Oferecidos por instituições de ensino dentre as quais existem aquelas que estabeleceram parceria com o *know-how* de ORPCs de prestígio.

- Extensão: que apresentam uma duração menor e conteúdo mais detalhados de modo a transmitir *know-how* sobre determinada atividade ou tema específico. Existem formatos de treinamento ou de atualização ou aprimoramento. Algumas companhias solicitam que seus funcionários sejam anualmente certificados em alguns treinamentos (p. ex.: BPC) como maneira de assegurar qualidade e *compliance* com treinamentos citados nas normas internacionais. São oferecidos por instituições de ensino, empresas privadas, centros de pesquisas clínicas, associações de determinados segmentos e profissionais de pesquisa clínica.

- Mestrado profissionalizante (*stricto sensu*): destinado aos interessados em aprimorar conhecimentos científicos em determinada área do conhecimento de desenvolvimento de novos produtos. São oferecidos por instituições de ensino.

- *Master Business Administration (MBA)*: cujo objetivo é desenvolver habilidades de gerenciamento dos processos, projeto, equipe e negócios. Existem MBAs aplicados à Pesquisa Clínica desenvolvidos em parceria entre instituições de ensino e ORPCs de prestígio.

- Cursos direcionados à outras atividades que podem ser exploradas em Pesquisa Clínica: como por exemplo de estatística, epidemiologia, "*scientific*" ou "*medical writing*".

Há, outrossim, os treinamentos e mentorias realizados em cada companhia (patrocinador, centro de pesquisas ou ORPCs) que envolvem BPC, *know-how* aplicado em determinada área terapêutica ou de produto que fornecem educação continuada e experiência à cada projeto que é desenvolvido pelo funcionário.

■ Habilidades do farmacêutico em pesquisa clínica

Para atuar em Pesquisa Clínica, é desejável que o farmacêutico apresente excelentes habilidades de comunicação oral e escrita, perfil de trabalho em equipe com aptidão por relacionamento interpessoal no ambiente de trabalho. É fundamental apresentar conhecimentos avançados em métodos de pesquisa científicas, língua inglesa, BPC e regulamentações locais e internacionais relacionadas. É importante ter conhecimentos e perfil compatíveis com avaliação e gestão de projetos, liderança e capacitação de equipe e manejo de tempo e outros recursos. Apresenta-se como diferencial o farmacêutico com conhecimentos avançados em mais uma língua estrangeira, seja um constante estudante e tenha perfil de busca pertinaz aos detalhes que possam impactar nos direitos e bem-estar dos participantes da pesquisa, segurança e eficácia do produto sob investigação, qualidade dos dados estudo e riscos, bem como *compliance* e aprimoramento de processos.

■ Mercado no Brasil

O mercado farmacêutico brasileiro continua a se expandir de maneira importante nos últimos anos (Figura 2.2-A) ao contrário do setor industrial nacional (Figura 2.2-B). Tal conjuntura demonstra a robustez financeira que esse segmento farmacêutico contribui com esse segmento da economia ao crescer, em média, dois dígitos em face da retração da produção industrial. Na Figura 2.2-A, é possível observar o aumento progressivo anual (12 meses móveis [maio a abril]) de vendas ocorre em ambos os setores do mercado farmacêutico (institucional [governo] e varejo) de 2013 a 2017, reforçando a virtuosidade do segmento. De modo geral, em 2017, foi responsável por 6,27% de toda produção industrial brasileira figurando entre os maiores do setor.

Na Figura 2.3, é possível notar uma mudança do perfil dos produtos registrados no mercado brasileiro de maneira que houve aumento nas vendas de pro-

Figura 2.2 – Mercado farmacêutico *vs.* setor industrial nacional.

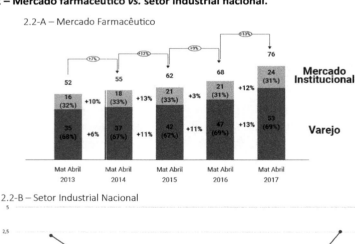

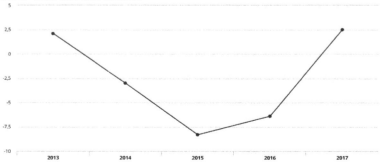

Fonte: https://www.interfarma.org.br/guia/guia-2018/dados_do_setor#mercado_farmaceutico_mundial
https://g1.globo.com/economia/noticia/producao-da-industria-fecha-2017-com-alta-de-25-diz-ibge.ghtml

dutos genéricos e similares e redução dos medicamentos de referência. Sob a perspectiva de pesquisa e desenvolvimento de produtos inovadores é possível inferir que existe um potencial de mercado maior a ser explorado.

Tal potencial fica mais evidente quando se analisa a distribuições de estudos clínicos nas Figuras 2.4 e 2.5. É possível identificar que os Estados Unidos detêm mais de 116 mil estudos clínicos estudos clínicos, portanto, concentram mais projetos que qualquer outro continente do planeta. Apesar do Brasil apresentar 6.650 estudos que correspondem a 79,28% dos computados na América Latina, representam, apenas 2,29% de toda pesquisa clínica realizada no mundo.

O Brasil demonstra-se capaz de desenvolver produtos inovadores ao figurar entre os 10 maiores escritórios de patentes do mundo, apresentar estudos inde-

Figura 2.3 – Perfil dos produtos registrados no mercado brasileiro.

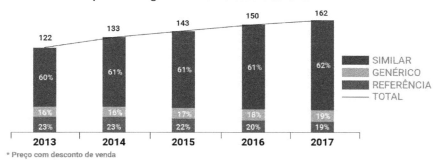

Fonte: https://www.interfarma.org.br/guia/guia-2018/dados_do_setor#mercado_farmaceutico_mundial

Figura 2.4 – Distribuição global de estudos clínicos.

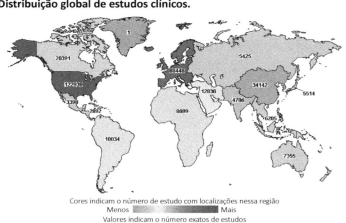

Fonte: https://clinicaltrials.gov/ct2/search/map

Figura 2.5 – Distribuição de estudos clínicos na América Latina.

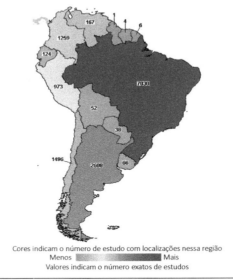

Cores indicam o número de estudo com localizações nessa região
Menos ▬▬▬▬▬▬ Mais
Valores indicam o número exatos de estudos

Fonte: https://clinicaltrials.gov/ct2/search/map

xados, universidades e centros de pesquisas com expertise de produzir dados de qualidade que impactem na vida das pessoas.

Iniciativas recentes descritas a seguir podem contribuir com o crescimento do desenvolvimento de novos produtos e ciência no Brasil produzindo consequente impacto na saúde e virtuosidade econômica:

- Emprego de soluções compartilhadas (visando à otimização de recursos);
- Aplicação de tecnologia e modelos digitais (almejando potencializar a produtividade e qualidade minimizando riscos);
- Expansão de parcerias, *joint venture* e ações de fomento;
- Simplificação do processo de análise de pesquisas clínicas brasileiras, de modo a reduzir o tempo de análise, sem comprometer o rigor ético, científico e sanitário, do desenvolvimento dos produtos.

Os investimentos de pesquisa e desenvolvimento internacionais aumentaram 25,7% (entre 2008 e 2018) e projetam crescimento superior a 12,4% até 2022 (Figura 2.6). A Figura 2.7 evidencia que o setor farmacêutico e de biotecnologia é o que concentra maior investimento em 2017. Estimativas nacionais consistentes estão sendo compiladas, porém, é clara e notória a oportunidade de expansão do mercado brasileiro de pesquisa e desenvolvimento de maneira a melhor acompanhar o cenário promissor internacional.

Figura 2.6 – Investimentos em pesquisa e desenvolvimento internacionais entre 2008 e 2018.

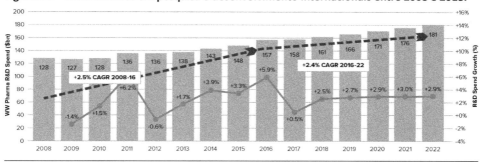

Fonte: https://www.interfarma.org.br/guia/guia-2018/dados_do_setor#mercado_farmaceutico_mundial

Figura 2.7 – Investimentos no setor farmacêutico e de biotecnologia.

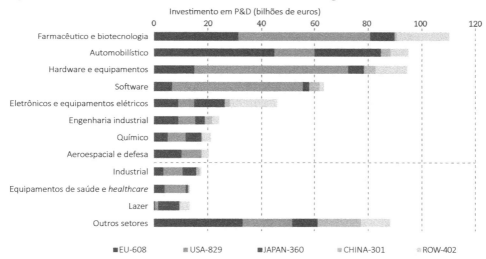

Fonte: https://www.interfarma.org.br/guia/guia-2018/dados_do_setor#mercado_farmaceutico_mundial

Diante do exposto, é possível afirmar que, o setor farmacêutico e de pesquisa e desenvolvimento de novos produtos (cuja pesquisa clínica é parte fundamental), está em expansão e o mercado brasileiro apresenta amplo potencial a ser explorado. Ao atuar em pesquisa clínica, o farmacêutico tem a oportunidade de participar de um setor virtuoso e promissor que contribui com novas perspectivas de saúde e vida à sociedade; aprimoramento da ciência; geração de conhecimento.

■ Referências bibliográficas

- Brasil. Agência Nacional de Vigilância Sanitária. Resolução RDC nº 09, de 20 de fevereiro de 2015. Disponível em: <http://portal.anvisa.gov.br/documents/10181/3503972/RDC_09_2015_COMP.pdf/e26e9a44-9cf4-4b30-95bc-feb39e1bacc6>. Acesso em: 30 set. 2018.

- Brasil. Agência Nacional de Vigilância Sanitária. Resolução RDC nº 10, de 20 de fevereiro de 2015. Disponível em: <http://portal.anvisa.gov.br/documents/10181/3503972/%281%29RDC_10_2015_.pdf/0437d155-8bf8-4a8d-8e94-10ec1203a8b1>. Acesso em: 30 set. 2018.
- Brasil. Conselho Nacional de Saúde. Resolução nº 466, de 12 de dezembro de 2012. Disponível em: <http://conselho.saude.gov.br/resolucoes/2012/Reso466.pdf>. Acesso em: 30 set. 2018.
- Comissão Assessora de Pesquisa Clínica. Cartilha Pesquisa Clínica. Conselho Regional de Farmácia do Estado de São Paulo. 2015. 2ª ed.
- European Medicines Agency. Clinical trials in human medicines. 2018. Disponível em: <https://www.ema.europa.eu/en/human-regulatory/research-development/clinical-trials-human-medicines>. Acesso em: 28 set. 2018.
- Luisetto, M. Clinical Pharmacist Active Role in Registrative Clinical Trials. American Journal of Pharmacology and Pharmacotherapeutics, v. 3, n. 3, p. 22 – 24, 2016.
- International Council for Harmonisation of Technical Requirements for Pharmaceuticals for Human Use (ICH). Integrated addendum to ICH E6 (R1): Guideline for Good Clinical Practice ICH E6 (R2). 2016. Disponível em: <https://www.ich.org/fileadmin/Public_Web_Site/ICH_Products/Guidelines/Efficacy/E6/E6_R2__Step_4_2016_1109.pdf> Acesso em: 30 set. 2018.
- Moreira Lima Gamboa, M. et al. The pharmacists'role in clinical research. Farmacia Hospitalaria, v. 35, n. 6, p. 341 – 342, 2011.
- Poincaré, J. H. La science et l'hypothèse. Paris, 1902 apud Gilli, Y. Système(s). Annales littéraires de l'Université de Besançon. Edutora Presses Univ. Franche-Comté, 1996, 104 p.

■ Sites ou links de interesse

- Anvisa – Agência Nacional de Vigilância Sanitária – http://portal.anvisa.gov.br
- CNS – Conselho Nacional de Saúde – http://conselho.saude.gov.br
- ICH – International Council for Harmonization – https://www.ich.org

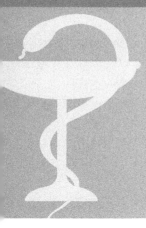

3

Educação Farmacêutica

Marise C. Bastos Stevanato

■ Habilidades específicas para a docência no ensino superior

Docência significa exercer o magistério, ensinar, instruir, orientar, mostrar, indicar, guiar. Quem exerce a docência é denominado Docente ou Professor.

Em variadas ocasiões, um professor a exercer a docência como única atividade remunerada, ao ser indagado sobre sua profissão, oferece como resposta ser aquela obtida em um curso superior de bacharelado: farmacêutico, advogado, nutricionista, mas não professor.

Segundo a Lei nº 9.394/96 (Diretrizes e Bases da Educação Nacional – LDB), em seu artigo 13, os docentes devem se incumbir de:

I – Participar da elaboração da proposta pedagógica do estabelecimento de ensino;

II – Elaborar e cumprir plano de trabalho, segundo a proposta pedagógica do estabelecimento de ensino;

III – Zelar pela aprendizagem dos alunos;

IV – Estabelecer estratégias de recuperação para os alunos de menor rendimento;

V – Ministrar os dias letivos e horas-aula estabelecidos, além de participar integralmente dos períodos dedicados ao planejamento, à avaliação e ao desenvolvimento profissional;

VI – Colaborar com as atividades de articulação da escola com as famílias e a comunidade.

Entretanto, a docência se mostra muito mais complexa e envolve outras funções que a LDB não explicita, pois envolve, na prática, o ensino, a pesquisa, extensão e a gestão. Portanto, ser professor é ser capaz de desenvolver multitarefas.

A competência tradicional é que o professor detenha conhecimento sobre um conteúdo ou uma disciplina e saiba ensiná-la. Porém, na atualidade, novas funções agregaram-se ao "trivial", exigindo conhecimento, habilidades e atitudes mais elaboradas a transcenderem as competências profissionais específicas. Por muitos anos, e ainda hoje, a premissa para ser um professor no bacharelado é possuir um diploma de curso superior em determinada profissão: Farmácia, Engenharia, dentre outras. Não se leva em consideração suas competências pedagógicas, mas sim, aquelas que atendem às necessidades do exercício profissional.

Ser professor vai além do conhecimento científico específico, exigindo-se aqueles necessários à aprendizagem e à didática e não somente ao ensino. Portanto, ser professor é fazer parte da profissão Professor, atividade especializada que necessita de conhecimentos específicos como outra qualquer. Saber fazer não necessariamente lhe capacita a saber compartilhar conhecimentos e ensinar.

Em passado não muito distante, aprender resumia-se à capacidade de repetição do ensinado (Belei; Gimeniz-Paschoal; Nascimento; Nery, 2006). O fracasso em avaliações considerava somente o estudante como determinante para a falta de êxito. Atualmente, essa percepção não mais se aplica e o olhar se direciona para a divisão da responsabilidade pelo fracasso, exigindo do professor melhor preparo para o exercício profissional da docência.

O professor da atualidade, na era do conhecimento, encontra-se mergulhado em um oceano de informações a lhe exigirem o domínio do uso de tecnologias de informação e comunicação, não somente para sua própria atualização, mas também para socializá-las, mediante filtros prévios, para os estudantes.

A docência universitária se apoia na indissociabilidade do ensino, pesquisa e extensão, independentemente a qual organização acadêmica se insere.

Para o ensino, não basta ensinar, o professor deve almejar o aprendizado do estudante. A aprendizagem refere-se ao desenvolvimento de uma pessoa, um cidadão, um profissional comprometido com a sociedade. O professor considera e envolve o estudante, acolhe suas raízes, cultura, ideias, potencialidades e fragilidades. Trabalha com seres humanos, portanto, seus saberes limitados ao exercício profissional não torna eficaz o processo de aprendizagem. De acordo com Bardagi; Hutz (2012), a inabilidade de acolhimento também pode contribuir para a evasão, reconhecida em expansão.

Na pesquisa, o espírito investigativo deve ser intrínseco e não existem argumentos regulatórios a justificarem sua ausência. Por outro lado, dedicar-se à pesquisa e menosprezar o ensino é demonstrar visão reducionista. Não existe pesquisa sem seu ator principal, o pesquisador, que em seus primórdios foi um estudante ávido por aprender. Ser pesquisador renomado não lhe garante eficácia no exercício de ensinar (Vosgerau; Orlando; Meyer, 2017). De acordo com Cunha; Boéssio (2010), existe um pensamento de que a pesquisa melhora o professor ao contribuir para seu pensamento e compreensão – importantes sobremaneira – mas se assim fosse considerada como "verdade absoluta", todo pesquisador alcançaria elevado desempenho no ensino.

Embora o sistema educacional brasileiro permita considerar a extensão como sendo de menor valia, quando comparada ao ensino e à pesquisa, extrapolar os muros da academia é inequivocamente uma das principais formas de oferecer devolutivas para a sociedade. O professor, conteudista e focado na produtividade de pesquisa, certamente não proporcionará ao estudante vivenciar as riquezas da pluralidade do ser humano.

A clássica frase: ensinar é um dom, carrega em si uma mensagem equivocada: capacitado está. E, por conseguinte, prescinde-se de formação, dedicação, comprometimento, responsabilização, reinvenção. A docência universitária exige inovação em equilíbrio com o tradicional. Para ser docente, imperioso é acreditar-se insipiente para permitir-se vivenciar funções, ora professor, ora aluno.

Portanto, docente não nasce pronto; faz-se ao longo dos anos, mediante dedicação e estudo. O mesmo exigido dos seus estudantes, aplica-se a ele próprio.

■ Cenário atual de mercado

Segundo a LDB, em seu artigo 1º, "a educação abrange os processos formativos que se desenvolvem [...], nas instituições de ensino e pesquisa, [...]." Acrescenta em seu parágrafo 2º, que a educação escolar deverá vincular-se ao mundo do trabalho e à prática social.

De acordo com a mesma Lei, as Instituições de Ensino Superior (IES) do Sistema Federal de Ensino, classificam-se, quanto a sua natureza jurídica em públicas e privadas. Quanto à organização acadêmica, em universidade, centro universitário, faculdade integrada, faculdade ou instituto superior ou escola superior.

Quanto aos princípios do ensino, estabelece no artigo 3º:

I – Igualdade de condições para o acesso e permanência na escola;

II – Liberdade de aprender, ensinar, pesquisar e divulgar a cultura, o pensamento, a arte e o saber;

III – Pluralismo de ideias e de concepções pedagógicas;

IV – Respeito à liberdade e apreço à tolerância;

V – Coexistência de instituições públicas e privadas de ensino;

VI – Gratuidade do ensino público em estabelecimentos oficiais;

VII – Valorização do profissional da educação escolar;

VIII – Gestão democrática do ensino público, na forma desta Lei e da legislação dos sistemas de ensino;

IX – Garantia de padrão de qualidade;

X – Valorização da experiência extraescolar;

XI – Vinculação entre a educação escolar, o trabalho e as práticas sociais.

Para a composição dos níveis escolares, em seu artigo 21, estabelece que:

I – Educação básica, formada pela educação infantil, ensino fundamental e ensino médio;

II – Educação superior.

A educação superior compreende:

I – Cursos sequenciais por campo de saber, de diferentes níveis de abrangência, abertos a candidatos que atendam aos requisitos estabelecidos pelas instituições de ensino;

II – De graduação, abertos a candidatos que tenham concluído o ensino médio ou equivalente e tenham sido classificados em processo seletivo;

III – De pós-graduação, compreendendo programas de mestrado e doutorado, cursos de especialização, aperfeiçoamento e outros, abertos a candidatos diplomados em cursos de graduação e que atendam às exigências das instituições de ensino;

IV – De extensão, abertos a candidatos que atendam aos requisitos estabelecidos em cada caso pelas instituições de ensino.

Portanto, enquanto mercado empregador, o farmacêutico que desenvolve a docência como atividade-fim ou a divide com outra atuação, tem disponíveis diferentes nichos para trabalhar.

Tradicionalmente e, em especial, devido às exigências do MEC quanto à titularidade do docente, valorizam-se sobremaneira os títulos de doutor e mestre, com significativa ênfase para o primeiro. Portanto, associa-se a qualidade do docente ao título alcançado. Porém, o senso comum é de que o *stricto sensu*, mesmo no mestrado, forma pesquisadores, mas não professores com conhecimentos, habilidades e atitudes exigidos para lidar, em sua maioria, com jovens de diferentes níveis culturais, financeiros e psicológicos.

A valorização da titulação tem suas raízes nos critérios de avaliação do docente, delegada à Coordenação de Aperfeiçoamento de Pessoal de Nível Superior (Capes) e ao Conselho Nacional de Desenvolvimento Científico e Tecnológico (CNPq). Desse modo, se estabelece uma hierarquização das atividades, tendo a pesquisa como a ação docente supervalorizada e pontuada no ensino superior; em seguida, vem a graduação e, por último, a extensão. Estabelecida a menor valia, como mensagem subliminar, as duas últimas ficam relegadas a atividades menores, que passam a ideia equivocada de serem exercidas por professores menos qualificados ou incapazes de se tornarem pesquisadores.

Segundo Vosgerau; Orlando; Meyer (2017), cabe à universidade, em uma das etapas de sua formação, formar indivíduos que deverão exercer uma função na sociedade; entretanto, não se percebe reconhecimento de importante trabalho realizado em sala de aula. Tampouco se demandam tempo e investimentos para melhor formar esse professor.

O equilíbrio entre as habilidades humanísticas e técnico-científicas é condição *sine qua non* para o docente envolvido com o ensino de graduação, associada às condições de trabalho condizentes com as atividades a serem realizadas.

E as condições de trabalho estão diretamente relacionadas às instituições de ensino e o que pretendem: oferecer educação com qualidade ou priorizar o lucro, sendo essas últimas as que colocam o professor defronte a condições precárias de trabalho, dentre elas a flexibilização de horários, salas de aulas com número elevado de alunos e atividades não remuneradas, embora executadas. Desse modo, muitos professores oriundos de programas do *stricto sensu* encontrarão trabalho em instituições bem diferentes daquelas onde se titularam.

Em instituições públicas, alcançadas mediante concurso público, o professor, geralmente, é contratado para exercer suas atividades, comumente, em tempo integral e em regime de dedicação exclusiva. Por outro lado, em instituições privadas, o acesso pode ser variado, desde a indicação por pares, concurso público ou bancas. Os regimes das contratações podem ser os de tempo integral ou parcial, ou ainda horista, dedicando-se para esse último somente as horas necessárias para ministrar a(s) disciplina(s) pelas quais foi contratado. No regime de horista, o professor se vê impelido a ministrar aulas em mais de uma instituição, estando subordinado a diferentes orientações.

Seja em qual cenário estiver, o professor carrega junto a si a responsabilidade de formar estudantes que prestarão serviços à sociedade. Portanto, antes de ensinar, necessário é estar disposto a aprender, não somente sua ciência, mas todas as outras que lhe conferirão competências excepcionais, muitas vezes sendo as únicas necessárias, mediante a fragilidade de um aluno.

■ Referências bibliográficas

■ Bardagi, M. P.; Hutz, C. S. Rotina acadêmica e relação com colegas e professores: impacto na evasão universitária. Psico, Porto Alegre, PUCRS, v. 43, n. 2, p. 174-184, abr./jun., 2012.

■ Belei, R. A.; Gimeniz-Paschoal, S. R.; Nascimento, E. N.; Nery, A. C. B. Profissionalização dos professores universitários: raízes históricas, problemas atuais. Rev. Bras. Est. Pedag., Brasília, v. 87, n. 217, p. 401-410, set./dez. 2006.

■ Brasil. Lei de Diretrizes e Bases da Educação Nacional. Lei nº 9.394, 20 de dezembro de 1996.

■ Cunha, M. I.; Boéssio, A. Z. A problemática dos professores iniciantes: tendência e prática investigativa no espaço universitário. Educação [en linea]. Disponível em http://www.redalyc.org/articulo.oa?id=84816931004. Acesso em: 4 nov. 2018.

■ Vosgerau, D. S. R.; Orlando, E. A.; Meyer, P. Produtivismo acadêmico e suas repercussões no desenvolvimento profissional de professores Universitários. Educ. Soc. [online], vol. 38, n.138, pp.231-247, 2017.

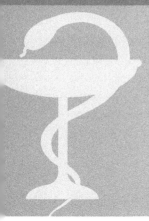

4

Farmácia Clínica

Dayani Galato • Hellen Karoline Maniero • Lucas Magedanz

A farmácia clínica no Brasil tem seu primeiro serviço implantado em 1979, no Hospital Universitário Onofre Lopes, no Rio Grande do Norte, pelo Farmacêutico Tarcísio José Palhano com o auxílio das farmacêuticas Lucia Costa e Ivonete Batista de Araújo. Esse movimento foi estimulado pelo professor Aleixo Prates, e contou com o apoio da professora Inês Ruiz da Universidade do Chile, que já desenvolvia, naquele país, o serviço de farmácia clínica. Nesse período também foi inaugurado o primeiro centro de informação sobre medicamentos (CIM) no Brasil.

 Detalhes dessa história podem ser conhecidos por meio do documentário "A origem da Farmácia Clínica no Brasil". Disponível em: https://youtu.be/E0cvGVu7i8I

Nesse sentido, quando se analisa a implantação do primeiro serviço de farmácia clínica com um olhar na prática dos dias atuais, se observa muitas semelhanças, das quais se ressaltam (i) a necessidade do desenvolvimento de competências clínicas por parte do profissional farmacêutico e (ii) a busca das melhores evidências disponíveis para a prática assistencial.

Cabe destacar que a Farmácia Clínica no Brasil passou, ao longo dos anos, por diversos momentos, e em meados dos anos 2000, possivelmente por influência da língua espanhola e de documentos daquele país (Grupo de Expertos, 2001), passou a ser chamada de atenção farmacêutica. Naquela época, na própria proposta de "Consenso Brasileiro de Atenção Farmacêutica" (Consenso, 2002), a expressão "farmácia clínica" nem ao menos foi citada, e por um tempo houve muitos que defenderam arduamente uma diferença entre os termos "farmácia clínica" e "atenção farmacêutica", relacionando a diferença em especial ao local de prestação do cuidado, ou a quem esse cuidado era direcionado, ao paciente ou a equipe.

 Para acessar na íntegra o documento da "Proposta de Consenso Brasileiro de Atenção Farmacêutica" Acesse: http://bvsms.saude.gov.br/bvs/publicacoes/PropostaConsensoAtenfar.pdf

Recentemente, esse mal-entendido foi esclarecido no Brasil, por meio do texto da Epígrafe da Resolução 585/2013, do Conselho Federal de Farmácia (CFF, 2013a). Nessa resolução é possível ler o seguinte texto:

> "A Farmácia Clínica, que teve início no âmbito hospitalar, nos Estados Unidos, a partir da década de sessenta, atualmente incorpora a filosofia do Pharmaceutical Care (Atenção Farmacêutica – como era traduzida erroneamente a época – observação nossa) e, como tal, expande-se a todos os níveis de atenção à saúde. Esta prática pode ser desenvolvida em hospitais, ambulatórios, unidades de atenção primária à saúde, farmácias comunitárias, instituições de longa permanência e domicílios de pacientes, dentre outros."

Cabe destacar que esta mesma leitura, realizada pelo Conselho de Farmácia do Brasil, havia sido também realizada anteriormente pelo *American College of Clinical Pharmacy*, quando da definição do conceito de farmácia clínica nos Estados Unidos (ACCP, 2008). Além das influências americana, espanhola e chilena citadas anteriormente, quando se fala da influência que os farmacêuticos brasileiros tiveram tanto na sua formação quanto na sua prática não podemos deixar de citar também outros países como Austrália (*Pharmaceutical Society of Australia*, 2017), Canadá (*National Association of Pharmacy Regulatory Authorities*, 2007), Inglaterra (Cutts; Howard, 2014), Irlanda (*The Pharmaceutical Society of Ireland*, 2013) e Nova Zelândia (*The Pharmacy Council of New Zealand*, 2011).

Atualmente, a Farmácia Clínica no Brasil, aparece como um importante pilar no cuidado de pacientes, tanto ao nível ambulatorial quanto ao nível hospitalar, e encontra-se amparada pelas resoluções nº 585/2013 (CFF, 2013a), citada anteriormente e nº 586/2013 (CFF, 2013b), ambas do CFF, assim como pela Lei nº 13.021/2014 (Brasil, 2014).

Para garantir uma formação acadêmica desse profissional voltada para as necessidades apontadas pelo mercado e justificadas pelo CFF, em 2017, foi publicada a Resolução nº 6, do Conselho Nacional de Educação (CNE, 2017) a qual instituiu as atuais Diretrizes Curriculares dos Cursos de Farmácia no Brasil. Essas diretrizes trazem uma grande inovação ao descrever a formação do farmacêutico em três eixos, e elencando o "Cuidado em Saúde" como eixo principal, perfazendo 50% da formação desse profissional. Esta inovação contribui para consolidar o papel do farmacêutico na oferta de ações e de serviços destinados ao paciente, à família e à comunidade.

Outro ponto importante, nas diretrizes, que deve ser destacado nesse capítulo, é que, segundo esse documento, a formação do farmacêutico deve ser baseada em competências, o que estimula a adoção de currículos também por competências.

 O texto completo das Diretrizes Curriculares pode ser obtido no endereço http://portal.mec.gov.br/docman/outubro-2017-pdf/74371-rces006-17-pdf/file

Paralelo a essa mudança, observa-se também transformações no contexto do uso racional de medicamentos, em especial às questões relacionadas à segurança. Exemplo disso é a redação da meta número três de segurança do paciente "*Melhorar a segurança na prescrição, no uso e na administração de medicamentos*" (Anvisa, 2013), assim como o objetivo definido pela Organização Mundial da Saúde em 2017, o qual anseia uma redução em 50% nos erros de medicação evitáveis para os próximos cinco anos (Who, 2017). Outras ações, como por exemplo, a gestão de antimicrobianos em ambiente hospitalar, também chamada de programas de *stewardship* para antibióticos, tem estimulado a participação ativa do farmacêutico no cuidado dos pacientes em nível hospitalar (Van et al., 2018).

Mas, as ações clínicas dos farmacêuticos não se concentram apenas ao ambiente hospitalar. Em 2014, o Ministério da Saúde publicou um conjunto de quatro cadernos intitulados "Cuidado Farmacêutico na Atenção Básica", os quais descrevem desde a etapa de formação da equipe de farmacêuticos, até os resultados preliminares desse projeto. Esses cadernos encontram-se descritos a seguir.

Caderno 1 – Serviços Farmacêuticos na Atenção Básica à Saúde
http://bvsms.saude.gov.br/bvs/publicacoes/servicos_farmaceuticos_atencao_basica_saude.pdf

Caderno 2 – Capacitação para a implantação dos serviços de clínica farmacêutica
http://bvsms.saude.gov.br/bvs/publicacoes/cuidado_farmaceutico_atencao_basica_saude_2.pdf

Caderno 3 – Planejamento e implantação de Serviços de cuidado farmacêutico na atenção básica à saúde: a Experiência de Curitiba
http://bvsms.saude.gov.br/bvs/publicacoes/cuidado_farmaceutico_atencao_basica_saude_3.pdf

Caderno 4 – Resultados do projeto de implantação do Cuidado Farmacêutico no Município de Curitiba
http://bvsms.saude.gov.br/bvs/publicacoes/resultado_projeto_implantacao_cuidados_farmaceuticos.pdf

Pela crescente necessidade de profissionais farmacêuticos em atuar junto ao paciente e às equipes assistenciais, observa-se uma importante ampliação de vagas desses profissionais e isso se reflete também na necessidade do desenvolvimento de competências profissionais as quais podem ser obtidas por meio de cursos como o caso das residências. Nessas houve um aumento no número de vagas tanto na área específica da farmácia, mas especialmente na área multiprofissional, apoiada inclusive, pelo Ministério da Saúde e pelo Ministério da Educação com o objetivo de promover a integração ensino-serviço-comunidade. Essa ação visa favorecer a inserção qualificada de profissionais da saúde no Sistema Único de Saúde, particularmente em áreas prioritárias. Essa ação é apoiada pelo Art. 14. da Constituição em que determina a criação de comissões permanentes de integração entre os serviços de saúde e as instituições de ensino profissional e superior.

As residências que envolvem farmacêuticos se desenvolvem principalmente em ambiente hospitalar, tanto na farmácia hospitalar quanto na farmácia clínica. Além disso, existem diversos programas que abrangem cuidados farmacêuticos na atenção primária, saúde mental, saúde do idoso, saúde da criança e saúde da família, além de atividades nas áreas de análises clínicas e produção de medicamentos, dentre outras.

Recentemente, o CFF criou um ambiente para a divulgação de informações referentes as residências para farmacêuticos no Brasil. Esse recurso facilita o acesso a essas informações pelos profissionais, assim como apresenta um mapa no qual pode-se pesquisar a disponibilidade de vagas por unidade federativa (*Hotsite* das residências). Além disso, o CFF lançou em 2017, uma pesquisa do Perfil do farmacêutico egresso de programas de residência no Brasil, com o objetivo de conhecer a estrutura, os processos e os resultados da residência, que já formou mais de 3 mil farmacêuticos nas mais diferentes áreas, desde a promulgação da Lei nº 11.129/2005 (Brasil, 2005).

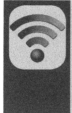 Os dados atualizados dos editais de residências multiprofissionais que possuem vagas para farmacêuticos ou exclusivas para esses profissionais podem ser encontradas no endereço do *hotsite* das residências para farmacêuticos do Conselho Federal de Farmácia disponível em:
https://comunicacaocff.wixsite.com/residencia

Nos cursos de residência com atividades de farmácia clínica, que têm duração de dois anos e carga semanal de 60 horas, os farmacêuticos participam de atividades teóricas e práticas, com destaque às que envolvem o cuidado ao paciente. Pelo seu foco prático, e por ser o método de ensino mais intenso e imersivo para esse profissional, as residências desempenham um papel essencial na melhoria da qualidade dos serviços clínicos providos por farmacêuticos junto aos pacientes e às equipes de saúde.

■ Competências clínicas

Há vários conceitos que podem ser apresentados para a palavra competência, nesse capítulo adotaremos aquele definido por Hager et al. (1994), em que competência é definida como o conjunto de atributos utilizados para o para o desenvolvimento de tarefas ocupacionais. Tais atributos incluem habilidades cognitivas (conhecimento, pensamento crítico, estratégias para a resolução de problemas), habilidades interpessoais, e habilidades técnicas/psicomotoras.

Com o desenvolvimento de competências clínicas o farmacêutico pôde contribuir para melhoria de resultados terapêuticos, bem como a qualidade de vida dos pacientes, além de colaborar para o avanço científico e para o êxito na resolução das demandas dos serviços de saúde. Por esse motivo, as competências têm sido valorizadas na formação de profissionais. Assim, os currículos passam a valorizar o que os estudantes devem *fazer*, em vez de focar apenas no que eles devem *saber*.

Tendo em vista a necessidade de implantação de um currículo de formação que permita agregar uma grande variedade de oportunidades de treinamento para o desenvolvimento de competências clínicas por parte do profissional farmacêutico, dois importantes documentos foram publicados nos últimos anos. O primeiro foi publicado em 2016, pelo CFF, intitulado "Matriz de competências para a formação do farmacêutico na área de farmácia clínica" (CFF, 2016), em que pela primeira vez, são propostas competências-chave para formação na área clínica de farmacêuticos no Brasil. O segundo, comentado anteriormente foi publicado em 2017, e apresenta as novas diretrizes curriculares do curso de farmácia (CNE, 2017), no qual se propõe que farmacêuticos sejam capazes de identificar e analisar as necessidades de saúde do paciente, da família e da comunidade, bem como para planejar, executar e acompanhar ações em saúde, ações que requerem o desenvolvimento de competências clínicas. Ambos documentos são iniciativas importantes para direcionar e consolidar o papel do farmacêutico no cuidado ao paciente.

O documento completo – "Competências Clínicas para a atuação do Farmacêutico: Relatório do I Encontro Nacional dos Educadores em Farmácia Clínica e Matriz de competências para a formação do farmacêutico na área de farmácia clínica" está disponível em http://www.cff.org.br/userfiles/file/Relatório%20Enefar06jun2017_bx.pdf

Além disso, ao avaliar as atribuições clínicas do farmacêutico pode-se propor alguns domínios de competência com base no que é proposto pela resolução nº 585/2013 (CFF, 2013a) e por Haines et al. (2017), os quais estão sistematizados e organizados por meio de atividades conforme apresentado no Quadro 4.1.

Quadro 4.1 – Domínios de competência de desenvolvimento de habilidades clínicas do farmacêutico

Domínio – provedor de cuidado ao paciente
• Executar a anamnese farmacêutica; • Coletar informações para identificar os problemas relacionados a medicamentos de um paciente e necessidades relacionadas à saúde; • Analisar informações para determinar os efeitos da terapia farmacológica, identificar os problemas relacionados ao medicamento e priorizar as necessidades relacionadas à saúde; • Estabelecer metas centradas no paciente e criar um plano de cuidado para um paciente em colaboração com o ele, o(s) cuidador(es) e outros profissionais de saúde com base em evidências e com custo-efetividade; • Identificar e intervir nas interações entre medicamentos; • Selecionar parâmetros de monitoramento para determinar os efeitos terapêuticos e adversos relacionados ao plano de tratamento; • Avaliar sinais e sintomas de pacientes para determinar a necessidade de encaminhamento;

Continua...

Quadro 4.1 – Domínios de competência de desenvolvimento de habilidades clínicas do farmacêutico – continuação

Domínio – provedor de cuidado ao paciente

- Medir e interpretar sinais vitais (por exemplo, temperatura corporal, frequência cardíaca, frequência respiratória e pressão arterial);
- Interpretar resultados de exames clínico-laboratoriais do paciente, como instrumento para individualização da farmacoterapia;
- Determinar parâmetros bioquímicos e fisiológicos do paciente, para fins de acompanhamento da farmacoterapia e rastreamento em saúde;
- Pactuar com o paciente e, se necessário, com outros profissionais da saúde, as ações de seu plano de cuidado;
- Avaliar, periodicamente, os resultados das intervenções farmacêuticas realizadas,
- Fazer a conciliação de medicamentos em uso pelo paciente durante os processos transição entre os serviços e níveis de atenção à saúde;
- Dar suporte com vistas ao processo de autocuidado, incluindo o manejo de problemas de saúde autolimitados;
- Avaliar e acompanhar a adesão dos pacientes ao tratamento, e realizar ações para a sua promoção.

Domínio – membro da equipe interprofissional

- Fornecer informações sobre medicamentos à equipe de saúde;
- Participar e promover discussões de casos clínicos de maneira integrada com os demais membros da equipe de saúde;
- Participar da elaboração, aplicação e atualização de formulários terapêuticos e protocolos clínicos para a utilização de medicamentos e outras tecnologias em saúde;
- Participar da elaboração de protocolos de serviços e demais normativas que envolvam as atividades clínicas;
- Participar do planejamento e da avaliação da farmacoterapia;
- Analisar a prescrição de medicamentos quanto aos aspectos legais e técnicos;
- Auxiliar na seleção, adição, substituição, ajuste ou interrupção da farmacoterapia do paciente.

Domínio – promotor da saúde da população

- Minimizar eventos adversos a medicamentos e erros de medicação identificar pacientes em risco de doenças prevalentes em uma população.
- Otimizar o uso adequado de medicamentos em uma população;
- Realizar ações de rastreamento em saúde, principalmente em doenças crônicas como hipertensão, diabetes.

Domínio – disseminador de informação

- Usar informações baseadas em evidências para avançar o atendimento ao paciente;
- Informar, orientar e educar sobre temas relacionados à saúde, ao uso racional de medicamentos e à outras tecnologias em saúde;
- Desenvolver e participar de programas educativos para grupos de pacientes;
- Elaborar materiais educativos destinados à promoção, proteção e recuperação da saúde e prevenção de doenças e de outros problemas relacionados.

Domínio – gestor da prática

- Supervisionar as operações da farmácia no turno de trabalho designado;
- Atender a uma prescrição médica;
- Participar da coordenação, supervisão, auditoria, acreditação e certificação de ações e serviços no âmbito das atividades clínicas do farmacêutico;
- Realizar a gestão de processos e projetos, por meio de ferramentas e indicadores de qualidade dos serviços clínicos prestados.

Fonte: CFF, 2013a; Haines et al., 2017.

■ Cenário atual no mercado

Um importante avanço para o desenvolvimento do cenário de mercado e para a farmácia clínica foi a atualização no Código Brasileiro de Ocupações (CBO), ocorrida em 2013, quando da criação da ocupação de "Farmacêutico hospitalar e Clínico" (2234-45). Nesse novo código, estão diversos sinônimos, dos quais alguns encontram-se listados: "Farmacêutico clínico, Farmacêutico clínico domiciliar, Farmacêutico clínico em cardiologia, Farmacêutico clínico em cuidados paliativos, Farmacêutico clínico em farmacocinética clínica, Farmacêutico clínico em farmacovigilância, Farmacêutico clínico em geriatria, Farmacêutico clínico em hematologia, Farmacêutico clínico em oncologia, Farmacêutico clínico em pediatria, Farmacêutico clínico em reumatologia, Farmacêutico clínico em terapia antineoplásica, Farmacêutico em assistência domiciliar, Farmacêutico em cuidados paliativos, Farmacêutico em gases e misturas de usos terapêuticos, Farmacêutico em *home care*, Farmacêutico em homoderivados, Farmacêutico em nutrição parenteral, Farmacêutico em pesquisas clínicas, Farmacêutico pré-hospitalar em serviços de urgência e emergência". Cabe destacar que na classificação anterior, que vigorava desde 2002, inexistia o reconhecimento do "farmacêutico clínico", sendo ainda a descrição de ocupações como a do boticário.

Esse avanço no cenário mercadológico também é observado nas universidades, com a abertura de inúmeros concursos para docentes na área da farmácia assistencial, farmácia clínica, estágio, atenção farmacêutica, dentre outros nomes de vagas. O surgimento dessas vagas tende a se intensificar nos próximos anos, em decorrência da publicação das novas diretrizes curriculares (CNE, 2017) que, além de destacarem o cuidado à saúde como eixo principal, também orientam a realização de estágio a partir do segundo semestre, bem como, a obrigatoriedade de uma farmácia universitária. Esse conjunto de diretrizes aumenta a necessidade de um maior número de docentes com perfil voltado a farmácia clínica nas universidades.

Já no ambiente de atuação, o aumento na demanda por farmacêuticos clínicos tem sido verificado como resultado de uma ação conjunta entre as instâncias políticas, sanitárias e governamentais. A Figura 4.1 apresenta uma análise desses cenários em que, dependendo da conjunção e integração das instâncias sanitária, política e governamental é possível ter um ambiente mais propício ou desafiador para a implantação e desenvolvimento de Serviços de Farmácia Clínica.

Entendendo-se que as instâncias possuem momentos de maior ou menor confluência, é interessante um monitoramento contínuo desses cenários com o intuito de identificar os momentos mais oportunos para a implantação de um novo serviço. Por outro lado, tentar implantar serviços clínicos providos farmacêuticos em um ambiente desfavorável pode ser desafiador, devido à falta de alinhamento entre as instâncias determinantes. Como exemplo, cita-se a implantação e desenvolvimento das atividades clínicas do farmacêutico nos hospitais da rede pública no Distrito Federal, o qual se originou um ambiente em que as instâncias citadas estavam favoráveis para esse tema, conforme apresentado no Quadro 4.2.

Figura 4.1 – Cenários possíveis para a implantação e o desenvolvimento de um serviço de farmácia clínica.

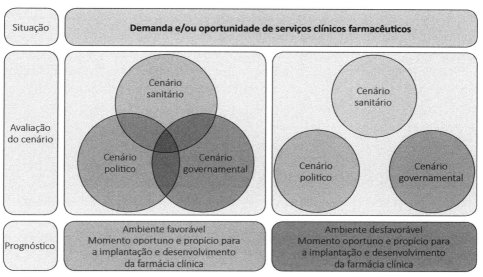

Fonte: Próprios autores.

Quadro 4.2 – Cenário sanitário, governamental e político que facilitou a criação do serviço de farmácia clínica na rede pública de saúde do Distrito Federal

Cenário sanitário
No início de 2015, um surto de bactérias multirresistentes em hospitais públicos foi intensamente veiculado pela imprensa e os órgãos sanitários cobraram medidas urgentes para o controle da situação.
Cenário governamental
Os departamentos técnicos da Secretaria de Estado de Saúde do Distrito Federal (SES/DF) elaboraram um "Plano de enfrentamento da resistência bacteriana nas áreas críticas dos hospitais públicos do Governo do Distrito Federal – GDF" o qual recomendava, entre suas principais estratégias, a inclusão do farmacêutico na equipe multidisciplinar com o objetivo de avaliar a segurança e racionalidade do uso dos agentes anti-infecciosos.
Cenário político
Foi publicada a Portaria 187, de 23 de julho de 2015, no Diário Oficial do Distrito Federal – DODF, que criou o Serviço de Farmácia Clínica nos Núcleos e na Gerência de Farmácia Hospitalar, nas Unidades Básicas de Saúde, nas Unidades de Pronto Atendimento e nos demais serviços de saúde que demandavam a atuação do farmacêutico clínico.

Fonte: Autoria própria.

Ao se avaliar as etapas de implantação do Serviço de Farmácia Clínica na rede pública do Distrito Federal, é possível perceber algumas características importantes: (i) iniciou-se nos hospitais, os quais eram o foco "Plano de enfrentamento da resistência bacteriana nas áreas críticas dos hospitais públicos do GDF"; (ii) o serviço foi criado como um novo departamento no organograma gerencial dos hospitais, cuja instância superior era um departamento assistencial, e não administrativo, como comumente visto na farmácia hospitalar, o que conferiu uma identidade assistencial e facilitou sua aproximação com as equipes assistenciais além da cobrança pela produtividade; e (iii) sendo um departamento exclusivo, havia uma garantia maior de que os farmacêuticos que compunham o serviço estariam direcionados às atividades de farmácia clínica, diminuindo a probabilidade de desvio de função que poderia ocorrer se os farmacêuticos estivessem vinculados ao departamento de farmácia hospitalar.

Outras medidas também foram importantes para o aprimoramento contínuo e sustentado do serviço, dentre as quais vale destacar a criação de uma coordenação dentro da Diretoria de Assistência Farmacêutica, que tem a responsabilidade de consolidar os indicadores de produtividade e qualidade do serviço, além de ser responsável pela elaboração, treinamento da equipe e divulgação dos resultados. Por meio da avaliação sistemática é possível monitorar os resultados e buscar a solução das dificuldades.

Cerca de um ano após iniciada a atividade na rede hospitalar, a atenção primária também se inseriu nesse processo. Tanto na atenção hospitalar quanto na atenção primária, a implantação da atividade foi acompanhada de processos de desenvolvimento de ferramentas de gestão, definição de parâmetros mínimos de qualidade e assistência, capacitações teórico-práticas e divulgação das atribuições do farmacêutico clínico perante às equipes assistenciais.

A partir de todo esse movimento foram criados os Núcleos de Farmácia Clínica em quinze hospitais públicos do DF, os quais concentraram sua atuação em áreas críticas. Decorridos dois anos desde o início das atividades, o serviço contava em julho de 2018, com aproximadamente 35 farmacêuticos clínicos. Além dessa equipe, somam-se cerca de 20 farmacêuticos residentes, em oito unidades hospitalares que integram o programa de residência multiprofissional da Secretaria de Estado da Saúde, assim como alguns profissionais vinculados ao programa de voluntariado dessa mesma Secretaria de Saúde. Já na atenção primária, a iniciativa conta com 12 farmacêuticos treinados, e planeja-se dobrar esse contingente até o final de 2018. Ainda, recentemente a SES/DF publicou um "Manual de Parâmetros mínimos da força de trabalho para dimensionamento da rede", aprovado pela Portaria 683 de 26 de junho de 2018, cuja parametrização é apresentada no Quadro 4.3.

Além dessa experiência no sistema público de saúde, muitos outros tem se desenvolvido no Brasil com maior ou menor sucesso, geralmente estando associado as residências como abordado anteriormente.

Quadro 4.3 – Dimensionamento de farmacêuticos, por número de leitos, e segundo a unidade de cuidado

Tipo de unidade	Número de leitos por farmacêutico
Unidade de Terapia Intensiva neonatal	15
Unidade de Terapia Intensiva pediátrica	20
Unidade de Terapia Intensiva adulto	20
Enfermaria	30

Fonte: Manual de parâmetros mínimos da força de trabalho para dimensionamento da rede, SES, junho, 2018.

Mais informações sobre o "Manual de Parâmetros mínimos da força de trabalho para dimensionamento da rede" poderão ser obtidas consultando o documento na íntegra por meio do endereço: http://www.saude.df.gov.br/manuais/

Na iniciativa privada, a recente criação de um código na Classificação Nacional de Atividades Econômicas (CNAE) para consultórios farmacêuticos e para serviços possibilita a inclusão do número de registro da atividade econômica no contrato social das empresas, viabilizando a remuneração por serviços clínicos prestados por farmacêuticos no país.

Além disso, outras conquistas recentes como a administração de vacinas também se torna uma possibilidade com a publicação da Resolução CFF nº 654 em 2018 (CFF, 2018), considerando as publicações da Lei nº 13.021/14 (Brasil, 2014), que autoriza a vacinação em farmácias, e da RDC Anvisa nº 197/2017 (Anvisa, 2017), que define os requisitos para funcionamento de serviços de vacinação humana no país.

No cenário político podemos também destacar a publicação de diversas legislações locais, como por exemplo da Lei Distrital nº 6.159, de 25 de junho de 2018 (Distrito Federal, 2018), que dispõe sobre os serviços e os procedimentos farmacêuticos permitidos a farmácias e drogarias no Distrito Federal. Essa lei, apesar de ratificar procedimentos já defendidos em outras legislações da categoria, poderá contribuir com a ampliação do número de estabelecimentos de saúde – farmácias e drogarias – que oferecem os serviços clínicos fornecidos por farmacêuticos à população, especialmente considerando que esses estabelecimentos são facilmente encontrados pela população e vastamente pulverizados na maioria das localidades.

Outra mudança importante no mercado que envolve os serviços oferecidos pela rede privada pode ser observada por meio do programa de "Assistência Farmacêutica Avançada", que está sendo implantado pela Associação Brasileira de Redes de Farmácias e Drogarias (Abrafarma), e que atualmente congrega 26 redes de farmácias e drogarias, identificando-se a implantação de consultórios farmacêuticos em muitas delas.

Segundo o programa de Assistência Farmacêutica Avançada, podem ser desenvolvidos até oito serviços clínicos, que vão deste de o rastreamento de doenças como a hipertensão, diabetes e dislipidemias, o controle de doenças crônicas, o manejo de pacientes polimedicados por meio da revisão da medicação, o autocuidado de problemas de saúde autolimitados, a imunização por meio de vacinas, a cessação do tabagismo e a perda de peso. Conforme o professor Cassyano Correr, um dos coordenadores do projeto, nesses serviços o farmacêutico não visa substituir outros profissionais, mas sim trabalhar em parceria com outros colegas no sentido de colaborar com os pacientes para a obtenção de melhores resultados.

Assista o vídeo do professor Cassyano Januário Correr falando sobre o projeto em: https://www.youtube.com/watch?v=bijIKaXTlF0

Os dados obtidos pela Abrafarma são bastante expressivos, no primeiro semestre de 2018, foram computadas 1.670 farmácias vinculadas a essa associação, nas quais atuavam 4.764 farmacêuticos, ou seja, 2,85 farmacêuticos por farmácia. Dessas farmácias 54% (902) já possuem salas que oferecem serviços no contexto do Programa de Assistência Farmacêutica Avançada, ou seja, consultórios farmacêuticos, o que representa o envolvimento de 53% dos farmacêuticos das redes (2.553 farmacêuticos).

Além disso, cabe destacar que ao final do primeiro trimestre considerando apenas as farmácias vinculadas a Abrafarma, 941 estabelecimentos prestavam o serviço de aplicação de injetáveis, 1.654 realizavam aferição de pressão arterial, 1.420 faziam teste de glicemia capilar, 217 mediam colesterol por meio de testes rápidos, 21 aplicavam vacinas e 168 farmácia oferecem Testes Laboratoriais Remotos (TLR). Esses últimos exames são realizados em parceria com laboratórios clínicos, sendo os mais comuns o perfil lipídico, o teste de HIV, sífilis, Hepatite C, Dengue e o beta HCG para confirmação de gravidez.

■ Instituições que fomentam o movimento clínico no país

Não podemos deixar de admitir que muito das conquistas, vivenciadas atualmente no país, são fruto de ações dos Sistemas Conselho Federal e Conselhos

Regionais de Farmácias. Talvez, o maior marco seja a publicação da Resoluções 585/2013, sobre as atribuições clínicas do Farmacêutico, a e Resolução 586/2013, sobre a prescrição Farmacêutica, as quais têm trazido novas oportunidades ao mercado de trabalho farmacêutico. Essas resoluções foram extremamente eficazes em ampliar o rol de atividades exercidas pelo profissional, em todos os níveis de complexidade de assistência à saúde.

Além disso, ações coordenadas pelo CFF, juntamente com entidades como a Federação Nacional dos Farmacêuticos – Fenafar, Federação Interestadual dos Farmacêuticos – Feifar e Executiva Nacional dos Estudantes de Farmácia – Enefar, quando da criação do Fórum de Valorização profissional, permitiram a aprovação da Lei nº 13.021/2014 (Brasil, 2014), que "dispõe sobre o exercício e a fiscalização das atividades farmacêuticas". Essa lei é muito clara ao classificar a farmácia em uma unidade de "prestação de serviços destinada a prestar assistência farmacêutica, assistência à saúde e orientação sanitária individual e coletiva". Além disso, tornou o farmacêutico responsável a "prestar orientação farmacêutica, com vistas a esclarecer ao paciente a relação benefício e risco, a conservação e a utilização de fármacos e medicamentos inerentes à terapia, bem como as suas interações medicamentosas e a importância de seu correto manuseio".

Ainda tanto, o Conselho Federal e os Conselhos Regionais de Farmácia (CRFs) têm desenvolvido, por meio de suas Comissões Assessoras, inúmeras atividades de formação e divulgação de experiências voltadas aos docentes e profissionais. Esses eventos encorajam os novos profissionais a empreender nessa área, considerada ainda incipiente, na maioria das regiões do Brasil, bem como, apresentam ferramentas para que os docentes possam ensinar, facilitando a aproximação entre ensino e serviço.

Um dos produtos importantes, originado dessa parceria e já citado anteriormente nesse capítulo, são as competências clínicas para a atuação do farmacêutico (CFF, 2016). Outro documento fundamental principalmente para a criação de uma base conceitual comum e de processos de trabalho definidos para os distintos serviços e procedimentos farmacêuticos foi a contextualização teórica intitulada "Serviços farmacêuticos diretamente voltados ao paciente, à família e à comunidade: contextualização e arcabouço teórico", fundamental para a harmonização e gestão do trabalho (CFF, 2018).

O documento "Serviços farmacêuticos diretamente voltados ao paciente, à família e à comunidade: contextualização e arcabouço teórico" poderá ser acessado na íntegra por meio do endereço: http://www.cff.org.br/userfiles/Profar_Arcabouco_tela_final.pdf

Dentre outras ações desenvolvidas pelo Conselho Federal nessa direção de formação do Farmacêutico na área clínica pode-se citar o Programa de Suporte ao Cuidado Farmacêutico na Atenção à Saúde – Profar. Por meio desse programa tem sido oferecido aos farmacêuticos cursos, como aquele de prescrição farmacêutica, bem como, guias de práticas clínicas no manejo de problemas de saúde autolimitados, com o objetivo de disseminar conhecimentos e proporcionar aos profissionais o desenvolvimento de habilidades para a provisão de serviços farmacêuticos.

As associações também têm desenvolvido papel importante nesse movimento, dentre as quais, se destacam a Sociedade Brasileira de Farmácia Clínica (SBFC), criada em 2017, e que tem como seu primeiro presidente o professor Tarcísio José Palhano; a Sociedade Brasileira de Farmácia Hospitalar e de Serviços de Saúde (SBRAFH); a Sociedade Brasileira de Farmacêuticos e Farmácias Comunitárias (SBFFC); e a Associação Brasileira de Educação Farmacêutica (ABEF), além de outras associações. Essas associações têm discutido, muitas vezes de maneira conjunta, atividades de formação para farmacêuticos e docentes na área de farmácia clínica. Além disso, essas entidades, em especial a SBFC, também devem publicar documentos que nortearam essa prática.

Não menos importante nesse contexto, são as universidades, que desenvolvem pesquisas e por meio das residências desenvolvendo práticas de cuidado, que estão auxiliando no avanço da farmácia clínica e na formação de recursos humanos nessa área.

■ Entrevistas

Para enriquecer esse capítulo trouxemos a visão de alguns colegas sobre o tema abordado aqui na forma de entrevistas.

Entrevista com Tarcísio José Palhano

Em que locais o farmacêutico clínico pode atuar? Você acha que as vagas ou oportunidades têm aumentado nos últimos anos?

Em que pesem os incontáveis benefícios para a saúde das pessoas, a industrialização dos medicamentos também deu origem a alguns efeitos deletérios.

Um dos problemas mais importantes recaiu sobre o exercício profissional do farmacêutico. Até então, a essência da profissão consistia na produção de medicamentos de maneira artesanal, atividade que possibilitava uma relação estreita com os pacientes e também com os demais membros da equipe de saúde. O farmacêutico era o "especialista do medicamento" e, por isso, era respeitado e admirado por todos.

Por paradoxal que possa parecer, o medicamento industrializado afastou o farmacêutico do paciente e da equipe; não havia mais sentido no trabalho conjunto.

Isso inquietou a muitos. O assunto passou a ser debatido em diferentes instâncias, tanto profissionais como acadêmicas. O Conselho Nacional de Educação, a época, Conselho Federal de Educação, no Brasil, chegou a cogitar da pura e simples extinção do curso de Farmácia, sob o argumento de que não havia mais mercado de trabalho para o farmacêutico.

Para evitar esse verdadeiro desastre, foram promovidas acentuadas mudanças na estrutura curricular do curso, o que, se por um lado evitou a sua extinção, por outro terminou descaracterizando o farmacêutico como "profissional do medicamento". Surgiram outras áreas de atuação, dentre as quais se destacaram as análises clínicas e toxicológicas, especialidade até então exercida por médico patologista. Os próprios farmacêuticos passaram a se identificar como bioquímicos ou analistas clínicos.

Em outros países, foram pensadas outras estratégias, na perspectiva de voltar a qualificar o farmacêutico em relação ao medicamento e, a partir daí trazê-lo de volta ao convívio do paciente e da equipe de saúde.

Assim surgiu a Farmácia Clínica, no ano de 1965, em San Francisco, Califórnia – Estados Unidos da América, pelas mãos de Donald Brodie.

Essa contextualização inicial ajuda a entender que a Farmácia Clínica foi idealizada como uma prática hospitalar, haja vista que é no hospital onde se concentra o maior número possível de membros das equipes de saúde. Também é de se esperar que a grande maioria dos pacientes que requerem cuidados multiprofissionais estejam hospitalizados. Por tudo isso, não é possível deixar de reconhecer que o exercício da Farmácia Clínica é favorecido, quando se está diante desses cenários.

No entanto, com o passar dos anos, verificou-se que, embora com certas limitações, a Farmácia Clínica também pode ser praticada fora do ambiente hospitalar. Cada vez mais tem-se a clareza de que os cuidados farmacêuticos podem ser prestados, independentemente do lugar em que estejam os pacientes, as pessoas.

É claro que, nesses casos, o farmacêutico precisa desenvolver determinadas habilidades e adotar certos comportamentos que, seguramente, não seriam *necessários em um ambiente de equipe. Ele precisa se fazer conhecer e fomentar o interesse de profissionais e pacientes pelo seu trabalho.*

Infelizmente, no Brasil, a Farmácia Clínica experimentou um acentuado e inexplicável período de adormecimento.

No entanto, a partir de 2012, quando o Conselho Federal de Farmácia começou a promover eventos, editar resoluções, publicar documentos, e desenvolver ações direta ou indiretamente relacionados ao cuidado, a Farmácia Clínica voltou a despertar o interesse de um número extraordinário de farmacêuticos, dispostos a enveredar por aquela que se apresenta como a mais nobre das especialidades farmacêuticas.

A criação da Sociedade Brasileira de Farmácia Clínica e aprovação das novas Diretrizes Curriculares Nacionais do curso de graduação em Farmácia, em que o eixo cuidado corresponde a 50% da carga horária total do curso, ambas no ano passado, também apontam para um inquestionável recomeço, rumo à consolidação definitiva da Farmácia Clínica no país. Essa nova realidade se reflete no surgimento crescente de oportunidades e na abertura de vagas em um promissor e irreversível mercado de trabalho para o farmacêutico brasileiro. Onde haver paciente, o farmacêutico clínico poderá atuar.

Quais as competências esses farmacêuticos devem possuir para atuar de maneira adequada?

O exercício da Farmácia Clínica requer uma formação bastante especializada e aprofundada, haja vista o elenco de possibilidade que oferece. Por isso mesmo, não é muito fácil definir as competências que o farmacêutico clínico deve possuir para desempenhar esse mister de maneira adequada. Tudo vai depender da área que ele escolha para atuar.

Mesmo assim, é possível elencar diversos conteúdos que podem ser considerados fundamentais e indispensáveis à boa prática da Farmácia Clínica.

As áreas de conhecimentos relacionadas ao estudo dos sinais e sintomas das doenças, o funcionamento normal de células, tecidos, órgãos e sistemas, e suas alterações em decorrência de enfermidades, os mecanismos por meio dos quais os medicamentos atuam para promover os efeitos terapêuticos esperados, os danos que podem causar no organismo das pessoas, as interações entre eles e com alimentos, e as interferências que podem promover em análises clínico-laboratoriais, são bons exemplos daquilo que se considera como componente obrigatório do domínio cognitivo do farmacêutico clínico.

Também não se pode deixar de mencionar a importância de uma formação humanística consistente, capaz de respaldar um relacionamento harmonioso, respeitoso e ético com as pessoas, as famílias e as comunidades, e também com os demais profissionais da área da saúde, independentemente do lugar de atuação do farmacêutico.

Há como ser empreendedor nessa área?

A resposta a essa pergunta poderia ser dada apenas invocando a Classificação Brasileira de Ocupações, do Ministério do Trabalho e Emprego, publicada em

2013, que reconhece a atuação clínica de farmacêuticos, ao definir a Farmácia Clínica como uma ocupação dos farmacêuticos no Brasil.

A evolução da Farmácia Clínica no país, o crescente interesse de novos farmacêuticos por essa área de atuação, o arcabouço legal que ampara o seu exercício, os espaços que vêm sendo ocupados na mídia, especialmente a televisiva, nos credenciam a assegurar que é sim, possível, cada vez mais, empreender na área clínica. Com certeza, não há mais lugar para retrocessos, nem motivos para pessimismos. O que existe é sim, o reconhecimento daqueles que já foram atendidos por um farmacêutico clínico, ao reconhecer a importância desse profissional para a prevenção de doenças, proteção e recuperação da saúde e para a melhoria da vida das pessoas, ao disponibilizar serviços farmacêuticos à população, independentemente do lugar em que esteja exercendo a sua profissão.

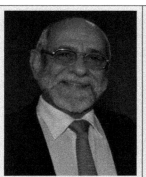

Tarcísio José Palhano

Farmacêutico-bioquímico, formado pela Universidade Federal do Rio Grande do Norte (UFRN), em 1977.
Professor-adjunto aposentado das disciplinas farmácia clínica, farmacologia aplicada, estágio supervisionado farmacêutico e deontologia e legislação farmacêutica, no curso de Farmácia, da mesma universidade (1978-2012).
Especialista em Farmácia Clínica pela Universidade de Chile, tendo realizado estágios em farmácias hospitalares de diversos hospitais da França (Bichat, Gonesse, Argenteuil, Hôpital et Centre de Pharmacovigilance de la Pitié-Salpêtrière, na École Nationale de la Santé Publique à Rennes e Pharmacie Centrale dés Hôpitaux de Paris).
Implantou o 1º Serviço de Farmácia Clínica e o 1º Centro de Informação sobre Medicamentos (CIM) do Brasil, no Hospital das Clínicas, atual Hospital Universitário Onofre Lopes, em Natal/RN, em 1979.
Foi consultor de várias instituições de saúde do Brasil e integrante de muitas comissões nacionais, na área farmacêutica.
Coautor de várias publicações do Ministério da Saúde (MS), da Organização Pan-Americana da Saúde (OPAS) e do Conselho Federal de Farmácia (CFF), sobre farmácia hospitalar e farmácia clínica.
Revisor técnico e tradutor de importantes publicações do CFF. Prefaciador de vários livros.
Tem experiência em diferentes áreas de atuação farmacêutica, com ênfase em farmácia clínica, reações adversas a medicamentos, aconselhamento ao paciente e farmácia hospitalar.
Assessor da Presidência do Conselho Federal de Farmácia, desde 2004.
Coordenador técnico-científico do Centro Brasileiro de Informação sobre Medicamentos (Cebrim)/CFF.
Presidente da Sociedade de Brasileira de Farmácia Clínica (SBFC).
Diretor de Educação da Associação Brasileira de Educação Farmacêutica (Abef).
Representante do Brasil no Grupo Consultivo do Programa Internacional de Serviços da ACPE (*Acreditation Council for Pharmacy Education*) – Conselho de Acreditação para Educação Farmacêutica –, com sede em Chicago, Illinois/USA.
Acadêmico Titular da Academia de Ciências Farmacêuticas do Brasil/Academia Nacional de Farmácia, ocupando a Cadeira nº 54.
Recebeu 47 homenagens/prêmios/títulos honoríficos.

Entrevista com Angelita Cristina Melo

Em que locais o farmacêutico clínico pode atuar? Você acha que as vagas ou oportunidades têm aumentado nos últimos anos?

Os locais mais frequentes atualmente são as farmácias e hospitais. As Unidades de Saúde da Família e outros lugares do sistema público de saúde são um campo que têm absorvido cada vez mais farmacêuticos. Esses são, potencialmente, o segundo lugar de atuação dos farmacêuticos clínicos. Outros lugares são os domicílios dos pacientes, clínicas, consultórios, casas de longa permanência, a gestão de sistemas ou planos de saúde, empresas de acreditação da qualidade de serviços, dentre outros.

Quais as competências esses farmacêuticos devem possuir para atuar de maneira adequada?

Considerando-se as áreas de competência, poderíamos dizer que esse deve desempenhar com pertinência e efetividade pelo menos:

*Na área de **Cuidado Coletivo** (família e comunidade):*

- *Reconhecer a organização dos serviços de saúde e sua integração com as redes de atenção à saúde;*
- *Identificar e analisar a demanda de saúde da comunidade;*
- *Planejar e/ou executar ações de saúde coletiva (de acordo com o levantamento realizado).*

*Na área de **Cuidado Individual:***

- *Realizar o acolhimento;*
- *Identificar as necessidades do usuário/paciente;*
- *Elaborar o plano de cuidado;*
- *Realizar intervenções;*
- *Avaliar os resultados das intervenções realizadas.*

Cada uma dessas áreas e ações-chave tem vários desempenhos aos quais o farmacêutico deve atuar de maneira competente. Além dessas duas áreas de competências que são específicas do farmacêutico clínico, há ainda a área de "Organização e gestão/desenvolvimento profissional e pessoal" comum a todas as profissões e às outras áreas de atuação do farmacêutico. Sugiro a leitura da "Matriz de competências para a Atuação Clínica" disponível em http://www.cff.org.br/userfiles/file/Relat%C3%B3rio%20Enefar06jun2017_bx.pdf, bem como da " Matriz de competências para a atuação do farmacêutico no ambiente hospitalar e em serviços de saúde – SBRAFH" a qual pode ser encontrada disponível em no seguinte endereço http://www.sbrafh.org.br/rbfhss/public/artigos/2017260802_suplemento_BR.pdf. Ambos os documentos detalham essas performances e área comum aos outros profissionais.

Como eles podem desenvolvê-las (as competências)?

A formação desses farmacêuticos clínicos deve ocorrer por meio do desempenho profissional propriamente dito. As aulas teóricas, seja qual for o método de ensino-aprendizagem utilizado, devem compor menor peso de carga horária em comparação às práticas. Há que se considerar a progressão das competências, ou seja, partindo-se de:

- *Competências iniciais (carga horária pequena em relação ao todo): casos-clínicos ou situações problema de atuação profissional a pacientes, família e comunidade;*
- *Competências intermediárias: simulação em saúde de baixa, média ou alta fidelidade;*
- *Competências finais ou avançadas: atendimento a pacientes, famílias e comunidades reais e em ambiente real.*

  Nesse caso há também uma progressão no processo de ensino:

  □ **Prática integrada ensino-serviço-comunidade (PIESC)**: *docente no local de aprendizagem. No início, ele desempenha os atendimentos com a observação dos estudantes, depois observa o atendimento realizado pelos estudantes e dá o feedback de performance, e, finalmente, os estudantes realizam os atendimentos com supervisão indireta do docente (que está no local de desempenho profissional, caso haja necessidade);*

  □ **Estágio supervisionado**: *esse deve ocorrer somente depois da PIESC. A supervisão docente é indireta todo o tempo, assim o estudante é acompanhado por um preceptor (profissional do serviço no qual o estágio ocorre). Esse pode ocorrer de maneira diluída ao longo do semestre com encontros semanais com o docente ou concentrado, em locais distantes daquele em que o curso de graduação ocorre, nesse caso a supervisão docente ocorre a distância. Nessa* última modalidade é frequentemente denominada de internato rural, porque em seu início ocorriam na zona rural. O uso somente da palavra «Internato» tem crescido, pois frequentemente esses estágios se passam em regiões urbanas.

Há como ser empreendedor nessa área?

Há muitas oportunidades para empreender uma vez que a prática está em pleno processo de expansão. Sugiro que quem quiser empreender nessa área estude e utilize as ferramentas da «*Implementation Science*". Há diversos repositórios sobre esse assunto como: https://implementationscience.biomedcentral.com/, https://www.fic.nih.gov/ResearchTopics/Pages/ImplementationScience.aspx ou muitos outros....

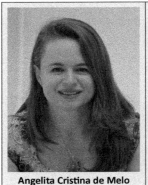

Professora-associada da Universidade Federal de São João Del-Rei na área de Farmácia Clínica. Líder do Grupo de Pesquisa em Assistência Farmacêutica e Farmácia Clínica da UFSJ. Membro do Grupo de Estudos em Simulação em Saúde da UFSJ. Doutora em Saúde Pública, concentração Epidemiologia, pela Faculdade de Medicina da UFMG. Mestre em Ciências Farmacêuticas pela Faculdade de Farmácia da UFMG. Farmacêutica pela Universidade Federal de Minas Gerais. Atua com desenvolvimento de pessoas, bem como a modelagem de serviços farmacêuticos para a provisão de cuidado clínico de pacientes, de famílias e comunidade. Desenvolve pesquisas nas áreas de Farmácia Clínica e Saúde Coletiva com ênfase em farmacoepidemiologia.

Angelita Cristina de Melo

Entrevista com Wellington Barros da Silva

Em quais locais o farmacêutico clínico pode atuar? Você acha que as vagas ou oportunidades têm aumentado nos últimos anos?

Faz algum tempo, e há certo consenso, de que o farmacêutico clínico a rigor pode atuar em qualquer cenário ou local de prática assistencial no qual haja pessoas utilizando medicamentos e que apresentem necessidades relacionadas ao seu uso. Como a missão precípua de todo farmacêutico, incluso aquele voltado para a clínica, consiste na provisão de ações que contribuam, e até mesmo garantam, o uso responsável e com qualidade de medicamentos pelas pessoas e pela sociedade, as possibilidades de atuação são amplas e promissoras.

Então temos, além do espaço óbvio de clínicas e hospitais, um potencial muito grande de trabalho assistencial na atenção básica, nas unidades de saúde da família, nas equipes dos núcleos de saúde da família, nos serviços especializados de atenção domiciliar, nos centros de atenção psicossocial, em instituições de longa permanência para idosos, dentre outros.

Nesse sentido, na minha opinião, a atuação e oportunidades de trabalho para o farmacêutico na área clínica tende a crescer, muito em função de alguns fenômenos recentes em nosso país. Cito como exemplos os programas de formação na modalidade de Residência Multiprofissional em Saúde, os quais acabam por disponibilizar um contingente de farmacêuticos com algum tipo de expertise clíni-

ca em áreas assistenciais tão diversas quanto intensivismo, saúde da família, geriatria, saúde mental, oncologia, só para citar alguns exemplos de especialidades.

A formação dessa força de trabalho tem repercussões seja no aumento da visibilidade intraprofissional, como na percepção de outros profissionais da equipe de saúde, de gestores e mesmo dos usuários dos serviços, sobre as possibilidades de atuação do farmacêutico, o que com o passar do tempo cria demandas por esses profissionais. Além disso, a consolidação das políticas e ações de segurança do paciente e de acreditação dos serviços de saúde impulsionam a necessidade de serviços inerentes ao mister da Farmácia Clínica.

Quais as competências esses farmacêuticos devem possuir para atuar de maneira adequada?

Quando falamos em "competências" é importante depreender o significado pedagógico e contextual do termo, que de certa maneira expressa no plano das ideias, um sentido prático da atual perspectiva do mercado e do mundo do trabalho em relação ao que se espera como a utilidade dos recursos humanos, dos profissionais, considerados aptos para atuarem nesse mercado.

A noção de competência profissional implica a tendência atual de flexibilidade, adaptação e qualificação permanente para o desempenho das funções no mundo do trabalho. Veja que falei em "desempenho" que é um indicador-chave para essa noção de competência.

Dito isso, não deixa de ser bastante esclarecedor o recente relatório intitulado "The Future os Jobs" produzido pelo Fórum Econômico Mundial. Nesse documento, são apresentadas e justificadas, no contexto do que observamos e denominamos Quarta Revolução Industrial, as dez competências primordiais requeridas de todo profissional ante às mudanças nos setores de produção de bens e serviços impactadas pela era da robótica, dos dispositivos de inteligência artificial, de acesso e incremento das tecnologias.

Essas competências são:

- *A capacidade de resolver problemas complexos;*
- *A capacidade de pensar criticamente e a habilidade de se comunicar de maneira clara;*
- *A criatividade;*
- *A habilidade para gerir pessoas;*
- *A habilidade de liderar a coordenação de equipes voltadas à cooperação e facilitação de processos de trabalho;*

- *A habilidade de lidar com as emoções das pessoas (o que chamamos de inteligência emocional, ou seja, saber ouvir o outro e ter empatia e autocontrole das próprias emoções);*
- *A capacidade do julgamento e tomada de decisões;*
- *Uma forte orientação e vocação para servir o outro;*
- *A habilidade de negociação; e*
- *A flexibilidade cognitiva.*

Cito tais competências mais gerais pelo fato de que o momento de reestruturação produtiva dos meios e modos de produção de bens e serviços, com seu obvio impacto na maneira como serão organizados e ofertados os serviços de assistência à saúde, terá uma forte implicação na criação ou desaparecimento de postos de trabalho requisitados, necessários ou descartáveis para o atendimento das demandas naquele setor.

As implicações são autoevidentes, na medida em que se constata que a base do modelo de prática, do processo assistencial e técnico da Farmácia Clínica, assenta-se em três pilares: o cognitivo, o emocional e o moral. Então, no contexto do mundo 4.0, é prudente nos prepararmos para a Farmácia Clínica 4.0!

Como eles podem desenvolvê-las (as competências)?

Não me parece fácil responder a essa pergunta, há de fato muitas formas de desenvolver as habilidades humanas. Do ponto de vista pedagógico, que é o que me importa como educador e formados de profissionais da saúde, percebo evidências factuais e indícios de que as abordagens problematizadoras e práticas de ensino são as que apresentam os melhores resultados. Claro que aliado ao domínio de conteúdo especializado para o desempenho das funções especializadas do farmacêutico clínico.

No ensino de graduação isto significa um desenho curricular radicalmente diferente do que temos hoje, é preciso abandonar uma perspectiva excessivamente compartimentalizada por que ela não combina com a primeira, muito menos com a última competência que citei anteriormente (a capacidade de resolver problemas e a flexibilidade cognitiva). Tem ganhado espaço nos últimos anos a instrumentação do ensino de habilidades por intermédio das técnicas de simulação, que são importantes, no entanto o imprescindível, eu diria essencial, é a integração ensino-serviço, o ensino nos futuros cenários de prática real.

Outro aspecto que quero ressaltar refere-se à formação continuada e ao desenvolvimento profissional dos farmacêuticos já formados e inseridos no mundo do trabalho. Nesse caso, o delineamento de programas de treinamento e formação colaborativa em serviço é fundamental.

Há como ser empreendedor nessa área?

Pergunta interessante porque ela nos remete aos desafios do contexto da Revolução 4.0 referida anteriormente. Para responde-la é necessário frisar que antes de tudo a polissemia do termo empreendedorismo, ou seja, empreender e empreendedorismo pode significar coisas diferentes. Para uma noção mais genérica, podemos constatar que o ato de empreender toma parte de uma estratégia adaptativa e evolutiva da espécie humana, tanto no seu processo de existência (e persistência nesse planeta), de relacionamento com os recursos do mundo natural, como na construção e desenvolvimento das relações sociais, do processo de humanização. Mas também o empreendedorismo é acima de tudo uma ideologia que conforma uma perspectiva de situar os recursos humanos, e nesse caso o profissional, na atual fase de reestruturação produtiva e no mundo do trabalho. Essa ideologia anuncia a todos que no mundo da flexibilidade do trabalho não há mais sentido ou "barreiras" que impeçam o profissional de empreender, de ser o patrão de si mesmo, o dono do seu próprio negócio, o inovador por excelência e o criador de oportunidades onde os outros veem crises...

Sem entrar numa discussão teórica sobre isso e, sendo pragmático, o certo é que há sim possibilidades para quem pretenda abraçar a perspectiva empreendedora na área, mas também há limitações e sempre haverá implicações para a própria organização do trabalho. Diz-se que o empreendedor inova porque identifica novas soluções para velhos problemas, então não deixo de pensar no que significaram os sistemas automatizados de dispensação de medicamentos, os dispositivos inteligentes de suporte à adesão ao tratamento, a telefarmácia, os suportes à tomada de decisão clínica...Há aspectos e problemas práticos presentes no setor da Farmácia a espera de soluções. Há necessidades e problemas reais no uso de medicamentos à espera de startups dispostas a oferecer (e comercializar) soluções para esses problemas.

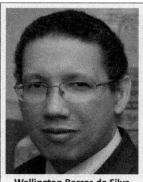

Graduado em Farmácia pela Universidade Federal do Pará (UFPA), mestrado em Ciências Farmacêuticas pela Universidade Federal do Rio Grande do Sul (UFRGS) e doutorado em Educação Científica e Tecnológica pela Universidade Federal de Santa Catarina (UFSC). Professor-associado da Universidade Federal de Sergipe (UFS), desenvolve as atividades docentes no curso de graduação em Farmácia, no Programa de Residência Multiprofissional em Saúde da Família e no Programa de Pós-graduação em Ciências Farmacêuticas da referida Universidade. É membro titular da Academia de Ciências Farmacêuticas do Brasil/Academia Nacional de Farmácia.

Wellington Barros da Silva

■ Referências bibliográficas

- ACCP. American College of Clinical Pharmacy. The definition of clinical pharmacy. Pharmacotherapy, 2008; 28(6):816-7, 2008.
- Anvisa. Agência Nacional de Vigilância Sanitária. Protocolo de Segurança na Prescrição, uso e administração de Medicamentos, 2013. Disponível em: https://www20.anvisa.gov.br/seguranca-dopaciente/index.php/publicacoes/item/seguranca-na-prescricao-uso-e-administracao-de-medicamentos Acesso em: 04/09/2018.
- Anvisa. Agência Nacional de Vigilância Sanitária. Resolução da Diretoria Colegiada – RDC nº 197 de 26 de dezembro de 2017. Dispõe sobre os requisitos mínimos para o funcionamento dos serviços de vacinação humana. Disponível em: http://portal.anvisa.gov.br/documents/10181/2718376/RDC_197_2015_.pdf/44ed78c4-1293-48f9-89f4-b89ad64cb27f Acesso em: 6 de setembro de 2018.
- Brasil. Câmara dos Deputados. Lei nº 11.129 de 30 de junho de 2005. Institui o Programa Nacional de Inclusão de Jovens – ProJovem; cria o Conselho Nacional da Juventude – CNJ e a Secretaria Nacional de Juventude; altera as Leis nº 10.683, de 28 de maio de 2003, e nº 10.429, de 24 de abril de 2002; e dá outras providências. Disponível em: http://www2.camara.leg.br/legin/fed/lei/2005/lei-11129-30-junho-2005-537682-normaatualizada-pl.html Acesso em: 11 de setembro de 2018.
- Brasil. Presidência da República. Lei nº 13.021 de 8 de agosto de 2014. Dispõe sobre o exercício e a fiscalização das atividades farmacêuticas. Disponível em: http://www.planalto.gov.br/ccivil_03/_Ato2011-2014/2014/Lei/L13021.htm. Acesso em: 4 de setembro de 2018.
- CFF. Conselho Federal de Farmácia. Matriz de competência para a formação do farmacêutico na área de Farmácia Clínica. 2016. Disponível em: http://www.cff.org.br/userfiles/Matriz%20final%2018_11_2016%20(site)(3).pdf. Acesso em 11 de setembro de 2018.
- CFF. Conselho Federal de Farmácia. Resolução nº 585 de 29 de agosto de 2013a. Regulamenta as atribuições clínicas do farmacêutico e dá outras providências. Disponível em: http://www.cff.org.br/userfiles/file/resolucoes/585.pdf. Acesso em: 4 de setembro de 2018.
- CFF. Conselho Federal de Farmácia. Resolução nº 586 de 29 de agosto de 2013b. Regula a prescrição farmacêutica e dá outras providências. Disponível em: http://www.cff.org.br/userfiles/file/noticias/Resolução586_13.pdf. Acesso em: 4 de setembro de 2018.
- CFF. Conselho Federal de Farmácia. Resolução nº 654 de 22 de fevereiro de 2018. Dispõe sobre os requisitos necessários à prestação do serviço de vacinação pelo farmacêutico e dá outras providências. Diário Oficial da União. Seção 1, n.39, p.79 de 27 de fevereiro de 2018.
- CFF. Conselho Federal de Farmácia. Serviços farmacêuticos diretamente voltados ao paciente, à família e à comunidade: contextualização e arcabouço teórico http://www.cff.org.br/userfiles/Profar_Arcabouco_Tela_Final.pdf. Acesso em: 11 de setembro de 2018.
- CNE – Conselho Nacional de Educação. Resolução nº 6, de 19 de outubro de 2017. Institui as Diretrizes Curriculares Nacionais do Curso de Graduação em Farmácia e dá outras providências. Disponível em: http://portal.mec.gov.br/docman/outubro-2017-pdf/74371-rces006-17-pdf/file Acesso em: 4 de setembro de 2018.
- Consenso Brasileiro de Atenção Farmacêutica – Proposta. Atenção Farmacêutica no Brasil: "Trilhando Caminhos". Brasília: Organização Pan-Americana da Saúde, 2002. 24p.
- Cutts, C.; Howard, C. Consultation skills for pharmacy practice: practice standards for England. 2014. Disponível em: http://www.consultationskillsforpharmacy.com/docs/docc.pdf. Acesso em: 11 de setembro de 2018.
- Distrito Federal. Lei nº 6.159 de 25 de junho de 2018. Dispõe sobre os serviços e os procedimentos farmacêuticos permitidos a farmácias e drogarias no Distrito Federal e dá outras providências. Disponível em: https://www.legisweb.com.br/legislacao/?id=363171. Acesso em: 6 de setembro de 2018.

- Grupo de Expertos. Consenso sobre Atención Farmacéutica. Madrid: MSC; 2001. Disponível em: http://www.ub.edu/farmaciaclinica/projectes/webquest/WQ4/docs/msc_consenso%20af.pdf Acesso em: 11/09/2018.
- Haines, S. T. et al. Core Entrustable Professional Activities for New Pharmacy Graduates. American Journal of Pharmaceutical Education, v. 81, n. 1, p. S2, 2017. Disponível em: http://www.ncbi. nlm.nih.gov/pmc/articles/PMC5339597/. Acesso em: 15 de agosto de 2018.
- Hager, P.; Gonczi, A.; Athanasou, J. General issues about assessment of competence. Asses. Eval. High. Educ., v.19, n.1, p.3-15, 1994.
- National Association of Pharmacy Regulatory Authorities. Professional Competencies for Canadian Pharmacists at Entry to Practice. 2nd. Rev. Ottawa, 2007. Disponível em: https://napra. ca/sites/default/files/2017-08/Comp_for_Cdn_Pharmacists_at_EntrytoPractice_March2014_b. pdf. Acesso em: 6 de setembro de 2018.
- Nunes da Cunha I, Fernandez-Llimoz F. Educational contents for a patient-centred undergraduate pharmacy curriculum, Linbon: CIPF, 2017
- Pharmaceutical Society of Australia. Revised Competency Standards Framework for Pharmacists in Australia. 2016. Disponível em: http://advancedpharmacypractice.com.au/download/ resources/5202%20National%20Competency%20Standards%20Framework%20for%20 Pharmacists%20in%20Australia%20_Final.pdf. Acesso em: 6 de setembro de 2018.
- The Pharmaceutical Society of Ireland. Core Competency Framework for Pharmacists. 2013. Disponível em: https://www.thepsi.ie/Libraries/Publications/PSI_Core_Competency_ Framework_for_Pharmacists.sflb.ashx. Acesso em: 11 de setembro de 2018.
- The Pharmacy Council of New Zealand. Safe Effective Pharmacy Practice: Competence Standards for the Pharmacy Profession. 2015. Disponível em: https://enhance2.psnz.org.nz/assets/downloads/group_three/reflection/Standards_2015_Final.pdf. Acesso em: 11 de setembro de 2018.
- Van Dijck C, Vlieghe E, Cox JA Antibiotic stewardship interventions in hospitals in low-and middle-income countries: a systematic review. Bull World Health Organ. 2018 1;96(4):266-280.
- World Health Organization. Medication Without Harm: WHO's Third Global Patient Safety Challenge. Disponível em http://www.who.int/patientsafety/medication-safety/en/2017 Acesso em: 25 de julho de 2018.

Farmácia – Áreas de Atuação e Mercado

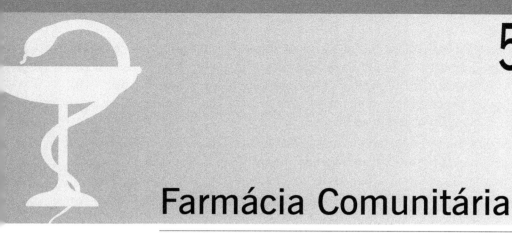

Farmácia Comunitária

Daniela Oliveira de Melo • Cláudia Fegadolli

As farmácias comunitárias são estabelecimentos farmacêuticos que dispensam medicamentos alopáticos, fitoterápicos e/ou homeopáticos e incluem, ou não, a manipulação de princípios ativos. Têm origem pública ou privada, não compõem os serviços hospitalares ou ambulatoriais e são responsáveis pela provisão de produtos e serviços farmacêuticos à comunidade onde estão inseridos.

De acordo com a legislação brasileira, os estabelecimentos que se dedicam exclusivamente ao comércio de produtos farmacêuticos ou correlatos em suas embalagens originais e a prestação de serviços são caracterizados como drogarias ou farmácias sem manipulação. Popularmente os termos drogaria e farmácia são empregados como sinônimos no Brasil.

É pouco comum a existência de farmácias comunitárias públicas no país e que serviços farmacêuticos oferecidos nesses estabelecimentos sejam ressarcidos por planos privados ou pelo sistema público de saúde, como ocorre em outros países. Dessa forma, as farmácias comunitárias brasileiras têm características muito comerciais, o que tem impulsionado ações para promover a conscientização e a publicação de legislação sanitária para ressaltar o caráter sanitário desses estabelecimentos.

As farmácias comunitárias brasileiras são regulamentadas essencialmente pela Lei nº 5.991, publicada em 1973, que definiu a obrigatoriedade da assistência de técnico responsável, inscrito no Conselho Regional de Farmácia (CRF), na forma da lei" presente durante todo o horário de funcionamento do estabelecimento ou a manutenção de técnico responsável substituto para os casos de impedimento ou ausência do titular. Portanto, a responsabilidade técnica deve ser assumida estabelecimento farmacêutico junto ao CRF da jurisdição e os órgãos de vigilância sanitária. Apesar da legislação ser antiga, somente após a intensificação da fiscalização dos CRFs foi possível aumentar a proporção de farmácias com presença do farmacêutico e ainda hoje, vez por outra, temos projetos de lei que tentam driblar essa obrigatoriedade.

Além da Lei nº 5.991/1973, outras legislações regulamentam a atividade do farmacêutico nas farmácias comunitárias e a prestação de serviços nesses estabelecimentos. Destaca-se a Resolução de Diretoria Colegiada da Anvisa nº 44, publicada em 17 de agosto de 2009, que dispõe sobre as boas práticas farmacêuticas e determina que o farmacêutico responsável deve prover os recursos e condições necessários ao funcionamento do estabelecimento, cumprimento da legislação, educação de auxiliares e à promoção do uso racional de medicamentos. Apesar de haver várias liminares restringindo a aplicação de suas exigências, essa resolução é considerada importante marco histórico por promover a discussão sobre a necessidade de orientação para dispensação de medicamentos isentos de prescrição, descrever serviços farmacêuticos que podem ser oferecidos em farmácias comunitárias e regulamentar quais produtos poderiam ser considerados correlatos e, portanto, ser comercializados nas farmácias comunitárias.

Os produtos correlatos, como itens de higiene, cosméticos, perfumaria e conveniência, são responsáveis por parcela importante do faturamento das farmácias comunitárias. Dentre as farmácias vinculadas à Associação Brasileira de Rede de Farmácias e Drogarias (Abrafarma), o comércio desses produtos foi responsável por cerca de 32% do faturamento, cerca de 14 bilhões de reais em 2017[1]. Mas é preciso que haja bom senso para que a farmácia não perca sua essência e seja reconhecida como um estabelecimento de saúde.

Mais recentemente, a Lei nº 13.021/2014, dispôs sobre o exercício e a fiscalização das atividades farmacêuticas, reafirmando que as farmácias são estabelecimentos de saúde e a obrigatoriedade do farmacêutico durante todo o horário de funcionamento. Ambas as legislações são resultado de amplo movimento realizado pelos Conselhos Federal e Regionais de Farmácia para promover a conscientização do caráter sanitário das farmácias em detrimento do comercial e da relevância do profissional farmacêutico no processo de cuidado, sobretudo com o envelhecimento populacional e aumento da prevalência de doenças crônicas.

---

[1]"Overdose" de farmácias. *ESBrasil*, 2018. Disponível em: http://esbrasil.com.br/farmacias-mercado-farmaceutico/ Acesso em 14/07/2018.

Diante do aumento das atribuições clínicas do farmacêutico, inclusive farmácias comunitárias, o Conselho Federal de Farmácia publicou a resolução nº 585/2013, que estabelece as atribuições do farmacêutico clínico e a nº 586/2013, que regulamenta a prescrição farmacêutica. A importância dessas resoluções reside tanto no detalhamento que facilita a compreensão do que o farmacêutico pode ou não fazer, mas também, e principalmente, na promoção da discussão de seu papel social. De fato, sobretudo a resolução sobre prescrição farmacêutica já foi contestada diversas vezes na justiça, com ganho de causa sempre favorecendo os farmacêuticos.

■ Por que as farmácias comunitárias são estratégicas na promoção do cuidado em saúde?

Em geral, as farmácias comunitárias têm horários de funcionamento mais amplos do que outras unidades de saúde, o que assegura acessibilidade dos usuários a um profissional de saúde, uma parcela delas funcionando 24 horas por dia, 7 dias por semana. Essa ampla acessibilidade faz com que desempenhe dois papeis fundamentais: resolva transtornos menores que poderiam sobrecarregar ainda mais outros serviços de saúde e se configure como uma das portas de entrada no sistema de saúde em casos onde se identifique a necessidade de diagnóstico ou acompanhamento.

Embora não seja comum no Brasil, em outros países as farmácias comunitárias podem trabalhar de maneira a fazer parte do sistema de saúde, promovendo o acesso a medicamentos e garantindo que pacientes que precisem de orientação ou seguimento farmacoterapêutico possam recebê-los. De fato, em vários países europeus, o sistema de reembolso estabelecido pelo governo faz com que esses estabelecimentos trabalhem de maneira integrada aos serviços de saúde. Em uma pequena parcela dos países – 12 (17%) dos 74 que responderam a uma pesquisa conduzida pela FIP –, o farmacêutico pode ter acesso a um resumo do prontuário ou mesmo ao prontuário completo do paciente. No Brasil, os medicamentos fornecidos pelo sistema público de saúde são mais comumente dispensados em farmácias públicas dentro de serviços de saúde, sobretudo nas unidades básicas de saúde. Esse também é um campo de atuação para o farmacêutico, em expansão atualmente. Uma exceção é o acesso a medicamentos via programas como o *"Aqui tem Farmácia Popular"*, onde a farmácia privada dispensa medicamentos essenciais, listados pelo governo federal, recebendo o ressarcimento do valor.

Com o envelhecimento populacional, aumento da prevalência de doenças crônicas não transmissíveis e elevada morbimortalidade associada ao uso de medicamentos, a responsabilidade social da farmácia comunitária cresce. Somado a isso, temos a sobrecarga dos serviços de saúde no mundo todo, a expectativa de que faltem profissionais de saúde em futuro próximo, como alertado pela Organização Mundial de Saúde (OMS) no relatório intitulado *A universal truth: No health without a workforce*", publicado em 2013. Nesse documento, a OMS recomenda que seja maximizado o papel dos profissionais de saúde que atuam nos serviços de média e baixa complexidade e na comunidade, pois são mais acessíveis a população.

No Brasil, é conhecido o fato de que em muitas áreas do território há escassez de serviços e de profissionais de saúde, o que faz com que o farmacêutico comunitário seja um dos poucos profissionais de saúde em contato direto com a população. Assim, sua orientação e aconselhamento podem promover o uso racional de medicamentos, o cuidado a transtornos menores e a adesão ao tratamento farmacológico de doenças crônicas. Para cumprir esse papel, espera-se que a farmácia comunitária seja um espaço caracterizado pela prestação de cuidados de saúde de elevada diferenciação técnico-científica, servindo a comunidade sempre com a maior qualidade. Na farmácia comunitária, devem ser ofertadas atividades dirigidas para o medicamento e outras para o paciente.

O farmacêutico comunitário está em posição que permite contribuir para a gestão da terapêutica, administração de medicamentos, acompanhamento de parâmetros, identificação de pessoas em risco, detecção precoce de diversas doenças e promoção de estilos de vida mais saudáveis.

■ Farmácias comunitárias demais?

De acordo com o Conselho Federal de Farmácia, entre 2004 e 2009, houve aumento de 20% no número de farmácias comerciais no Brasil. Até 2013, haviam 75.716, em 2016, esse número já era de 82.617, o que representa aumento de 9% em apenas três anos.

Considerando o número de farmácias em 2016, e a projeção do número de habitantes no Brasil segundo o IBGE para esse mesmo ano, teríamos uma média de 2.494 habitantes/farmácia – variando de 1.653 no Piauí a 3.453 na Bahia. Apesar do grande número de farmácias no país, elas não estão distribuídas da mesma maneira em todo o território nacional, considerando-se tanto o critério populacional como territorial – Figura 5.1. De acordo com a *International Pharmaceutical Federation* (FIP), a média global seria de 4.182 – variando de 1.765 na Armênia até 130.385 na Etiópia. Cabe a ressalva de que a Organização Mundial de Saúde recomenda o número de 1 farmácia a cada 8.000 habitantes. Sabe-se ainda que a distribuição também não é homogênea nos estados, fazendo com que algumas cidades acumulem várias farmácias no centro, muitas delas na mesma avenida ou quarteirão.

Figura 5.1 – Número de habitantes por farmácia no Brasil, 2016.

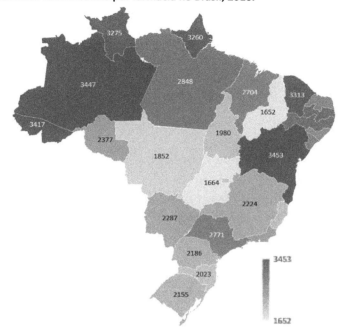

Fonte: CFF – dados de 2016; projeção da população para o ano de 2016, segundo IBGE.

As farmácias comunitárias podem constituir redes de varejo locais, regionais ou nacionais ou ser de propriedade independente. Dos 73 países que responderam à pesquisa da FIP, 50 (68,5%) têm redes de farmácia estabelecidas. Dentre esses países, em média 38% das farmácias comunitárias pertencem a redes, mas, essa proporção varia entre 3% na Bélgica e 99% na Colômbia. Estima-se que 72% das farmácias brasileiras sejam independentes e que as grandes redes acumulem 14% dos estabelecimentos. Apesar disso, a representatividade das farmácias de grandes redes no volume de vendas saltou de 42% em 2007, para 56% em 2015, ao mesmo tempo em que as farmácias independentes reduziram sua participação de 55% para 30%[2].

De acordo com a Associação Brasileira de Rede de Farmácias e Drogarias (Abrafarma), suas 26 redes afiliadas têm 7.240 farmácias. As farmácias afiliadas à Abrafarma faturaram mais de 44 bilhões de reais em 2017, o que representa 41,6% dos 106,7 bilhões de reais faturados em todas as farmácias comunitárias brasilei-

---
[2]Mais da metade do varejo farmacêutico é representado por grandes redes. Itec Brazil, 2017. Disponível em: http://www.itecbrazil.com.br/mais-da-metade-varejo-farmaceutico-e-representado-por-grandes-redes/ Acesso em 13/07/2018.

ras. Enquanto a média de faturamento das farmácias varejistas cresceu 1,5% entre 2016 e 2017, o faturamento das redes afiliadas a Abrafarma foi de quase 9%.

> Somente cinco redes de drogarias acumulam juntas 32,3% do mercado no Brasil: RaiaDrogasil (12,3%), Drogaria São Paulo e Pacheco (9,4%), Pague Menos (5,9%), Br Pharma (3,5%) e Panvel (2,3%).
>
> Fonte: Abrafarma, 2017.

Com a fusão das redes Raia e Drogasil, a rede RaiaDrogasil (RD) tem dominado o mercado e é a sétima maior empresa varejista no Brasil, superando marcas conhecidas como Lojas Americanas e Magazine Luiza. Em 2017, a RD alcançou lucro superior a 512 milhões de reais, um aumento de 12,3% comparando-se 2016 e 2017. Somente essa rede inaugurou 210 novas lojas, acumulando 1.620 farmácias em território nacional.

No Brasil, não são adotados quaisquer critérios para restringir a abertura de novas farmácias comunitárias, determinar que sua propriedade seja de farmacêuticos ou sobre o estabelecimento das redes. A crescente expansão do número de farmácias comunitárias no país e o avanço das grandes redes torna ainda maior o desafio de qualificar os serviços de maneira que esses estabelecimentos ofertem saúde e não apenas comercializem produtos.

Para assegurar uma distribuição das farmácias que assegure seu papel como estabelecimento de saúde, dos 74 países que responderam a uma pesquisa realizada pela FIP, 42 (57%) adotam algum tipo de regulamentação para abertura de novas farmácias, seja empregando critérios geográficos (39%) e/ou demográficos (30%). França e Espanha são países europeus com a mais rigorosa regulamentação para farmácias. Todas devem ser de propriedade de farmacêuticos e as redes não são permitidas. A abertura de novas farmácias só é permitida considerando critérios populacionais e de distância, mas somente as farmácias podem vender medicamentos isentos de prescrição. Alguns países restringem ou mesmo impedem que redes de farmácias sejam estabelecidas, como a Alemanha.

Mas, tem havido muita pressão, para que os países europeus reduzam essas restrições. De fato, desde o início dos anos 2000, governos de vários países como Itália, Irlanda, Noruega, Suécia e Portugal tem removido restrições para a abertura de novas farmácias e/ou sobre a propriedade exclusiva por farmacêuticos. Principalmente porque farmácias de quase todos os países europeus tem sofrido com limitações orçamentárias dos governos, resultando em redução ou corte de pagamentos por serviços farmacêuticos ou medicamentos. Embora tenha havido contestação recente das regras de propriedade para farmácias no Tribunal Europeu, as restrições porque foram consideradas justificadas por razões de saúde pública.

■ O desafio das farmácias independentes

Segundo estudo do Centro de Pesquisa, Desenvolvimento e Educação Continuada (Cpdec), duas farmácias independentes são fechadas com a chegada de uma grande rede e 56% perdem até metade do faturamento. O que explica parte desse resultado pode ser a gestão ineficaz e falta de competitividade de uma grande parcela dos estabelecimentos independentes.

No caso das farmácias de manipulação, por exemplo, de acordo com pesquisa realizada pela Associação Nacional de Farmacêuticos Magistrais (Anfarmag) entrevistando 300 empresários de todo o país por telefone, embora 84% das farmácias fossem geridas por farmacêuticos, somente 4% desses fizeram pós-graduação em administração. É comum que o farmacêutico acumule as atividades de gestão e a responsabilidade técnica do estabelecimento.

Uma das alternativas para as farmácias independentes é unir-se sob o regime do associativismo como maneira de receber suporte para a gestão e ter melhores condições de barganha na compra de medicamentos, porém mantendo sua independência. Com esse propósito, a Federação Brasileira das Redes Associativas de Farmácias (Febrafar) foi criada no ano 2000; e em 2015, esse grupo já acumulava 11% do mercado farmacêutico brasileiro. Atualmente acumulam 668 farmácias em 18 estados brasileiros, com receita anual de mais de 1,2 bilhão de reais[3].

Embora tenha perdido espaço nos grandes centros, as farmácias independentes são as maiores responsáveis pela comercialização de medicamentos em municípios com até 20 mil habitantes. Uma das alternativas para manter-se no mercado é a fidelização do cliente, sobretudo pelo atendimento mais individualizada e expansão dos serviços clínicos ofertados.

Além do associativismo e da individualização do cuidado, uma alternativa para os proprietários de farmácias comunitárias independentes tem sido a mudança no ramo de atuação, focando na manipulação de medicamentos e individualização do cuidado na prestação de serviços. De acordo com o Panorama Setorial publicado pela Anfarmag em 2018, o número de farmácias de manipulação no Brasil subiu 8,8% considerando o período entre janeiro de 2014 e abril de 2018, e o faturamento global desses estabelecimentos chegou a R$ 5,7 bilhões de reais.

---

[3]Fernandes F. Unidas, pequenas farmácias vencem a crise e até crescem mais do que as grandes. 2017. Disponível em https://dcomercio.com.br/categoria/negocios/unidas-pequenas-farmacias--vencem-a-crise-e-ate-crescem-mais-do-que-as-grandes Acesso em 16/07/2018.

■ Farmácias de manipulação

As farmácias comunitárias existem há muito tempo, desde a época em que os farmacêuticos eram conhecidos como boticários. Em outros tempos, a principal função do boticário era a preparação de remédios. Na atualidade, com o avanço da indústria farmacêutica, a maior parte das farmácias só comercializa medicamentos industrializados – somente 8.195 (9,9%) das farmácias e drogarias privadas no Brasil manipulam medicamentos alopáticos e/ou homeopáticos, segundo dados de 2016, do CFF.

A Resolução da Anvisa 67/2007, passou a exigir que as farmácias de manipulação tivessem a capacidade de controle de qualidade em análise físico-química e microbiológica de todas as substâncias adquiridas e de todas as fórmulas manipuladas como maneira de garantir qualidade, o que levou a necessidade de adaptação da área física dessas farmácias e capacitação de funcionários.

Com o envelhecimento da população e os desafios para o cuidado como a necessidade de uso de vários medicamentos para o controle de doenças crônicas e a dificuldade de deglutir, por exemplo, o mercado para a individualização de produtos manipulados e o oferecimento de formas farmacêuticas alternativas pode fazer com que o mercado das farmácias de manipulação cresça ainda mais. Da mesma maneira, alguns desses estabelecimentos podem optar por especializar-se em um nicho específico, como o cuidado a uma doença prevalente como diabetes, por exemplo, oferecendo uma grande diversidade de produtos que vão desde suplementos alimentares e medicamentos a cosméticos como aqueles usados na prevenção do pé diabético. Ou ainda, farmácias especializadas em produtos farmacêuticos e correlatos para esportistas.

De acordo com o Panorama Setorial publicado pela Anfarmag, entre 2015 e 2016, mesmo com a crise econômica, 73% dos entrevistados afirmaram que o faturamento de suas farmácias de manipulação aumentou ou se manteve estável nos 12 meses anteriores à realização da pesquisa – 39% deles afirmaram que houve crescimento no faturamento. O faturamento global das farmácias de manipulação no Brasil, de acordo com a Anfarmag, chegou a 5,3 bilhões de reais em 2017.

■ Quantos somos? Trabalhamos na farmácia comunitária?

Segundo dados de 2016, do CFF, somos 203.600 farmacêuticos, o que significa que há 99 farmacêuticos a cada 100 mil habitantes no país. Se todos esses farmacêuticos trabalhassem exclusivamente em farmácias comunitárias, teríamos, em média, 2.5 farmacêuticos por farmácia no país. Porém, tal qual as farmácias, os farmacêuticos não estão homogeneamente distribuídos pelo país nem considerando a densidade populacional nem o número de farmácias – Figuras 5.2 e 5.3.

Figura 5.2 – Número de farmacêuticos inscritos no Conselho Federal de Farmácia por 100 mil habitantes no Brasil, 2016.

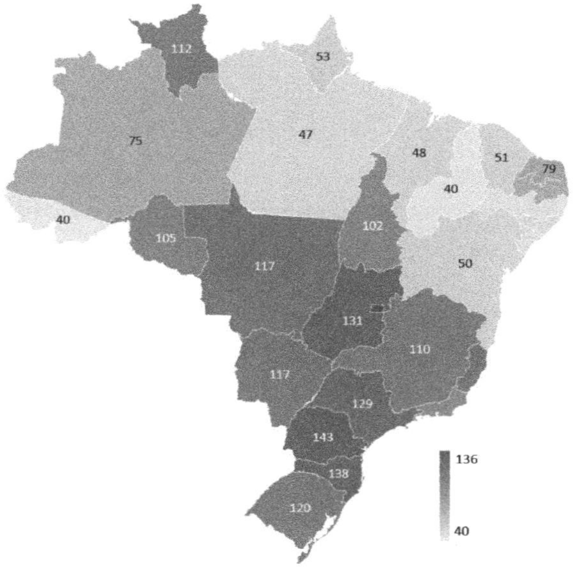

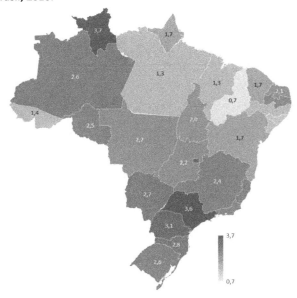

Fonte: CFF – dados de 2016; projeção da população para o ano de 2016, segundo IBGE.

Figura 5.3 – Número de farmacêuticos inscritos no Conselho Federal de Farmácia por farmácia comunitária no Brasil, 2016.

Fonte: CFF – dados de 2016.

O CFF realizou pesquisa, em 2014, para conhecer o perfil dos farmacêuticos brasileiros. Dos mais de 19 mil farmacêuticos que responderam a pesquisa, 27% trabalhavam em farmácias de redes, 25% em farmácias independentes e 6% em farmácias magistrais[4]. Assim, 58% dos farmacêuticos que responderam atuavam em farmácias comunitárias, demonstrando que esse é o principal ramo de atuação desse profissional no Brasil, tal qual evidenciado no mundo todo.

De acordo com o relatório anual de 2017, do *Pharmaceutical Group of the European Union* (PGEU), esse número é de 73 em países da União Europeia. Entre os 74 países que responderam à pesquisa da FIP, seriam em média 51 farmacêuticos/100 mil habitantes no mundo, sendo que, 75,1% desses farmacêuticos trabalham em farmácias comunitárias.

■ O que o farmacêutico faz na farmácia comunitária brasileira?

Dentre as atividades realizadas pelo farmacêutico na farmácia comunitária, destacam-se as de caráter administrativo, gerência e controle de medicamentos, que ocupam tanto ou mais espaço nas atribuições do profissional como aquelas de natureza clínica, como dispensação, orientação ao usuário e acompanhamento farmacoterapêutico – essa é a conclusão de uma pesquisa realizada pelo CFF em 2014, com o objetivo de caracterizar o perfil de atuação dos farmacêuticos brasileiros.

Dos 14.043 farmacêuticos que declararam atuar em qualquer tipo de farmácia ou drogaria, a maioria (64,1%) relatou ter sua atividade concentrada na gestão, com atividades de controle de estoque e compra de medicamentos. Tal qual esperado, a maior parte dos farmacêuticos dispensam medicamentos (89,6%), fazem o registro de medicamentos sob controle especial (74,7%) e treinam os auxiliares (61,9%). A aplicação de injetáveis e aferição de pressão arterial tenham sido os serviços referidos com maior frequência na pesquisa, sendo reportados por 45,9% e 42,3% dos farmacêuticos que responderam à pesquisa e atuam em farmácias. No entanto, a oferta de outros serviços ainda é limitada: realização de testes de glicemia capilar (29,7%), perfuração de lóbulo auricular (19,5%) e nebulização (5%), por exemplo. Em 73% dos países da União Europeia são oferecidos serviços de mensuração da concentração de colesterol, em 77% da taxa de glicose, e em 90% está disponível a mensuração da pressão arterial sistêmica, do peso e cálculo do índice de massa corpórea. A mensuração de parâmetros clínicos como pressão arterial, glicemia e peso é realizada na maioria (62%) dos países que responderam a uma pesquisa da FIP.

---

[4]Anfarmag. Panorama Setorial – farmácias de manipulação brasileiras, 2016. Disponível em: https://conteudo.anfarmag.org.br/panorama-setorial-2016 Acesso em 20/07/2018

Embora a automedicação responsável já fosse defendida pela Organização Mundial de Saúde (OMS) há anos e os medicamentos isentos de prescrição (MIP) sejam vendidos livremente no país de maneira regulamentada, o fato de o CFF, em 2013, estabelecer a prescrição como uma atividade do âmbito do farmacêutico foi alvo de muitas discussões, inclusive com ações judiciais.

A OMS recomenda a automedicação responsável, ou seja, a *"prática dos indivíduos em tratar seus próprios sintomas e males menores com medicamentos aprovados e disponíveis sem a prescrição médica e que são seguros quando usados segundo as instruções"*, como modo de desonerar o sistema de saúde e garantir o acesso ao cuidado. Essa prática já é consolidada em vários países europeus, Estados Unidos, Canadá e Japão, por exemplo. O suporte do profissional farmacêutico na tomada de decisão durante a automedicação pode reduzir a morbimortalidade associada a medicamentos e contribuir para a identificação de sinais e sintomas que exijam cuidados médicos. E a documentação da indicação do farmacêutico por meio da prescrição farmacêutica é essencial para contribuir para que o paciente receba toda a informação necessária para o uso adequado dos medicamentos e o farmacêutico se corresponsabilize pela escolha do fármaco a ser utilizado. Já a prescrição farmacêutica de medicamentos não caracterizados como MIP é mais restrita e depende de regulamentação institucional, com a adoção de protocolos.

> Não há dúvidas de que o principal objetivo da farmácia comunitária é a dispensação de medicamentos em condições que possam minimizar os riscos do uso dos medicamentos e que permitam a avaliação dos resultados clínicos. A OMS, no documento *"Como investigar el uso de medicamentos en los servicios de salud: indicadores seleccionados del uso de medicamentos"*, publicado em 1993, preconiza que o farmacêutico deve destinar à dispensação ao menos três minutos por paciente um tempo inferior a esse impossibilitará que as informações necessárias sejam esclarecidas.

O farmacêutico deve garantir procedimentos mínimos na dispensação de medicamentos, incluindo a acolhida ao usuário, análise da prescrição, aconselhamento e finalização do atendimento, em que o farmacêutico deve se certificar de que o usuário compreendeu as orientações recebidas. Para isso, pode ser útil o emprego de protocolos de orientação mínima particularmente ao orientar pacientes com doenças crônicas, que demandam maior tempo de atendimento.

Na prática diária do serviço farmacêutico, diversos perfis de pacientes buscam atendimento, o que requer do profissional conhecimento amplo e acesso a fontes de informação. No entanto, segundo a pesquisa do CFF, o Dicionário de Especialidades Farmacêuticas (DEF) continua sendo a fonte de consulta mais utilizada nas farmácias (60,9%), o que demonstra que ainda é preciso ampliar o conhecimento dos farmacêuticos sobre fontes confiáveis e atualizadas de informação sobre medicamentos.

Ainda de acordo com a pesquisa realizada pelo CFF, somente 17,8% dos farmacêuticos que atuam em farmácias relataram dedicar-se com maior frequência aos serviços clínicos e na maioria dos estabelecimentos (60,3%) não havia área reservada para o atendimento do paciente. O consultório farmacêutico foi recentemente enquadrado como atividade econômica na Classificação Nacional de Atividades Econômicas (CNAE). Portanto, desde que sejam seguidos os requisitos estabelecidos na legislação, o consultório pode ser implementado nas farmácias comunitárias e as consultas farmacêuticas podem ser cobradas tal qual qualquer outro serviço farmacêutico e deve ser emitido um recibo. O estabelecimento de preços para os serviços farmacêuticos, inclusive a consulta farmacêutica, tem sido um desafio para uma parcela dos empreendedores. No entanto, de acordo com a Associação Brasileira de Redes de Farmácias e Drogarias (Abrafarma), só as 26 redes afiliadas já contam com quase 600 salas de assistência farmacêutica em 26 estados do país.

■ O que o farmacêutico poderia fazer na farmácia comunitária?

A prestação de serviços adicionais nas farmácias é limitada e paga pelo próprio paciente e a prescrição farmacêutica uma realidade distante na maior parte dos demais países europeus da mesma maneira que no Brasil. Mas já há iniciativas que merecem ser destacadas.

Pessoas com doenças crônicas podem realizar o acompanhamento e manejo em farmácias comunitárias. Eles são avaliados e a prescrição dos medicamentos pode ser mantida se o quadro clínico for considerado estável. Esse serviço é oferecido para asma, diabetes e hipertensão em 43%, 43% e 37% dos países da União Europeia, respectivamente. No entanto, em somente 12% dos países que responderam à pesquisa da FIP tem esse tipo de serviço realizado em farmácias comunitárias e coberto pelos planos de saúde. Canadá e Estados Unidos destacam-se por ter aumentado o escopo das farmácias comunitárias, oferecendo mais de 40 serviços. Por outro lado, Estados Unidos e Suíça são os países com maior proporção de serviços da farmácia comunitária cobertos por planos de saúde – 80% e 51%, respectivamente.

Em relação a contribuição do farmacêutico comunitário colaborando com as equipes de saúde da atenção primária, o Reino Unido é um dos países com sistema mais inovador. De fato, é um dos países com maior variedade de serviços oferecidos nas farmácias, com financiamento governamental em sua maioria. Embora tenha sido evidenciado certa resistência por uma parcela dos médicos, esse modelo tem sido consolidado e seguido também por outros países, como Austrália e Holanda. Além disso, regulamentou a prescrição farmacêutica, com capacitação obrigatória e definindo os critérios e limites para a atividade.

Na França, os próprios farmacêuticos projetaram e implementaram o *"Dossier pharmaceutique"* (DP), um registro eletrônico de medicamentos que permite que qualquer farmacêutico no país consulte quatro meses de história de dispensação de medicamentos ao paciente – tanto prescritos quanto isentos de prescrição já que só podem ser vendidos nas farmácias. O sistema já está disponível em quase todas as farmácias francesas e a informação é armazenada em um microchip em um cartão que cada beneficiário de planos de saúde possui. Desde 2011, a legislação permite que médicos de serviços de emergência possam consultar o DP e, mais recentemente, tem sido testada sua integração com farmácias de hospitais, para possibilitar que seja realizada a reconciliação medicamentosa.

Em Portugal, diante da recente redução da regulamentação da propriedade e possibilidade de abertura de farmácias, o governo e a Associação Nacional de Farmácias (ANF) discutiram medidas que pudessem reforçar a ligação entre o Sistema Nacional de Saúde (SNS) e a rede de farmácias comunitárias. Dentre essas medidas, foi acordada a dispensação de alguns medicamentos que eram dispensados apenas em hospitais. Em dezembro de 2016, foi implementado um projeto piloto para que farmácias comunitárias dispensassem terapia antirretroviral e dessem suporte a pacientes que vivem com o HIV. Um ano depois, 246 farmácias foram consideradas elegíveis, mais de 400 farmacêuticos foram capacitados e 45 pacientes receberam seu tratamento em 31 dessas farmácias. Apenas um paciente decidiu retornar à farmácia do hospital. Com o sucesso do projeto, foi iniciada em março de 2018, uma expansão do serviço. Espera-se que mais de 400 pacientes possam escolher uma farmácia comunitária para receber seus medicamentos. Também em Portugal, desde 2017, as farmácias tem iniciado participação em programas que versam os comportamentos aditivos e dependências e o envolvimento em programas de minimização de danos, com remuneração pelo SNS.

As farmácias comunitárias também têm sido consideradas pontos estratégicos para a promoção de serviços voltados a prevenção como a imunização e o rastreio precoce de doenças. Em todo o mundo, tem havido um movimento para que farmácias sejam qualificadas para promover avaliações de saúde, contribuindo para a detecção precoce de doenças, sobretudo entre usuários que não frequentam serviços de saúde.

A vacinação em farmácias comunitárias é uma realidade mais recente. Em 40% dos países da União Europeia, já está disponível a vacina para gripe nas farmácias comunitárias, sendo administrada por farmacêuticos ou por outros profissionais de saúde – em 17% dos países, também são oferecidas outras vacinas. Na França, somente 46% da população em risco de contrair gripe foram vacinadas em 2016. Considerando as evidências de melhor cobertura vacinal em países europeus onde esse serviço está disponível nas farmácias, o governo francês decidiu implementar um projeto piloto de vacinação em farmácias comunitárias. Assim, foram capacitados mais de cinco mil farmacêuticos, que realizaram 154.740 vacinações entre setembro de 2017 e fevereiro de 2018. Os farmacêuticos receberam suporte da Câmara Francesa de Farmacêuticos por meio de uma plataforma online que também possibilitou a coleta de dados sobre a prestação do serviço.

No Brasil, até recentemente, somente clínicas e hospitais podiam realizar aplicação de vacinas. A publicação da Lei nº 13.021/14 autorizou a vacinação em farmácias no território nacional e a Resolução da Anvisa nº 197/2017 definiu os requisitos para funcionamento de serviços de vacinação humana no país, incluindo farmácias. Embora alguns estados, como São Paulo, Santa Catarina, Paraná, Minas Gerais e Distrito Federal já possibilitassem a aplicação de vacinas em farmácias mesmo antes dessas legislações federais, somente agora esse assunto entrou em evidência. Algumas farmácias já estão oferecendo esse serviço, como por exemplo, uma unidade da Drogasil, na região central de São Paulo, que disponibiliza imunizações para febre amarela, hepatite B, herpes-zoster e HPV (dois tipos: tetra e bivalente), somente para adultos[5]. Para que as vacinas sejam aplicadas, basta solicitar o serviço diretamente na loja e ter a receita médica.

Durante a *International Diabetes Week* de 2017, (14 a 24 de novembro), mais de 160 mil cidadãos italianos participaram de uma campanha para rastreio de diabetes, em 5.671 farmácias comunitárias participantes em toda a Itália. Durante a campanha organizada pela Federação Italiana de Proprietários de Farmácia (Federfarma), a Câmara Italiana de Farmacêuticos (FOFI), um Grupo Parlamentar Multipartidário sobre Diabetes e a Sociedade Italiana de Diabetologistas (SID), os farmacêuticos prestavam assistência realizando testes de glicemia e aplicando um teste validado de risco de diabetes (FINDRISC), além de dar conselhos sobre os riscos e prevenção do diabetes. Foram identificados 4.415 casos suspeitos de diabetes e 18.881 casos de suspeita de pré-diabetes.

---

[5]https://www.aboutfarma.com.br/secao/farma-no-brasil/1014/drogasil-e-a-primeira-rede-de-farmacias-a-aplicar-vacinas-no-estado-de-sao-paulo

Esse tipo de ação ainda não é comum no Brasil, sendo reservada principalmente às unidades básicas de saúde e campanhas promovidas por instituições não governamentais ou conselhos profissionais.

■ O farmacêutico não trabalha sozinho na farmácia comunitária

De acordo com a resolução nº 585/2013, do CFF, o farmacêutico responsável técnico tem a responsabilidade de realizar, supervisionar e coordenar todos os serviços técnico-científicos da empresa ou estabelecimento onde atua. Não há como esperar que o farmacêutico desempenhe sozinho todas as atividades, qualquer que seja seu âmbito de atuação.

Sabe-se que uma grande parcela dos atendimentos realizados nas farmácias comunitárias é feita por auxiliares ou técnicos de farmácia, conhecidos no Brasil como balconistas. São profissionais que podem ou não ter formação técnica, que atuam sob supervisão de um farmacêutico. A atividade dos balconistas de farmácia é pouco regulamentada no país diante do dilema legal em consequência de uma possível brecha legal para que não seja mais obrigatória a contratação de farmacêuticos, por causa do artigo 15, da Lei Federal nº 5.991/1973[6].

Em outros países como Reino Unido, Estados Unidos, Austrália e Holanda, embora existam diferenças em relação aos processos de formação, credenciamento e atuação do técnico de farmácia, esses têm seu papel reconhecido e regulamentado, muitos deles assumindo também atividades clínicas complementares de modo a auxiliar o farmacêutico, tanto em serviços de saúde como nas farmácias comunitárias.

O farmacêutico é corresponsável pela atuação dos balconistas. Ele deve supervisionar suas ações e capacitá-lo de maneira a garantir que o paciente receba o medicamento adequado e toda a informação necessária para seu uso racional ou ainda que seja solicitado o auxílio do farmacêutico quando houver situações que demandem maior conhecimento ou abordagem diferenciada. Principalmente em estabelecimentos nos quais o farmacêutico não seja o proprietário, é essencial que se tenha cuidado para que esses profissionais não tenham sua atuação direcionada por gerentes de vendas, que se interessam mais por metas comerciais do que pela saúde dos usuários, situação que pode tornar conflituoso o trabalho na farmácia comunitária.

---

[6]Essa legislação estabelece que é necessária a contratação de responsável técnico inscrito no Conselho Regional de Farmácia (CRF), mas determina explicitamente que esse profissional tem que ser um farmacêutico. Essa situação dificulta que os CRF possam reconhecer e regulamentar os técnicos de farmácia, tal qual acontece com a enfermagem.

> Para atuar na farmácia comunitária e nortear as ações da equipe de profissionais do estabelecimento, o farmacêutico precisa saber não apenas sobre clínica, mas também sobre **gestão de pessoas** e desenvolver **habilidades de comunicação e liderança**.

■ Estamos preparados ou nos preparando para as mudanças na atuação do farmacêutico em farmácias comunitárias?

De acordo com pesquisa, incluindo 112 farmacêuticos comunitários, de quatro municípios das regiões sul e sudeste do Brasil, em 2012, a venda indiscriminada de antibióticos e a comercialização de produtos alheios à saúde ainda era uma realidade que descaracterizava o papel da farmácia comunitária. Além disso, 88 (78,6%) dos farmacêuticos apresentaram nível de tinham conhecimento insatisfatório para realizar a dispensação de medicamentos.

A dispensação de medicamentos, acompanhada de orientação e, quando necessário e possível, de seguimento farmacoterapêutico, é a atividade fim da farmácia comunitária e requer habilidades específicas do profissional e postura ativa para intervir quando necessário para garantir a segurança, efetividade dos tratamentos farmacológicos. Já descrevemos aqui que os órgãos reguladores têm publicado legislações que contemplam essa expectativa por mudanças na prática profissional e prestação de serviços farmacêuticos nas farmácias comunitárias.

O farmacêutico deverá ter conhecimentos profundos de fisiopatologia, farmacologia e farmacoterapia bem como habilidades de comunicação e de realizar a anamnese farmacêutica de maneira adequada para que possa prover os pacientes do nível de cuidado compatível com sua necessidade. O conhecimento adquirido na graduação e cursos livres ou de especialização deve ser complementado e atualizado em fontes de informação confiáveis, o que exige do farmacêutico disposição e habilidade para lidar com ferramentas informatizadas.

Em consonância com a necessidade de ampliar o papel do farmacêutico, na farmácia comunitária e oferecer à sociedade a oportunidade de receber cuidados de saúde especializados, no último contato do usuário, com um profissional de saúde, o Ministério da Educação aprovou novas diretrizes curriculares nacionais (DCN) para o curso de Farmácia em 2017. As principais mudanças propostas na DCN são um expressivo aumento da carga horária voltada ao cuidado farmacêutico, que deve ocupar metade da programação dos cursos de graduação em Farmácia; além de formação articulada com as demandas da saúde pública e do Sistema Único de Saúde.

■ O antigo dilema da valorização e remuneração

A atuação do farmacêutico nas farmácias comunitárias brasileiras ainda é pouco valorizada, o que reflete o fato de que, ainda são vistos mais como comércio e menos como estabelecimentos de saúde, situação que esperamos ser revertida, com a ampliação do rol de serviços farmacêuticos ofertados e uma atuação mais proativa do farmacêutico.

Apesar dessa baixa valorização, é inegável a relevância desse âmbito de atuação do farmacêutico em relação a empregabilidade. Por um lado, temos o fato de que a oferta de farmacêuticos é maior que a procura e uma concentração desigual desses profissionais no território, o que resulta em média salarial baixa – com cerca de metade dos farmacêuticos comunitários recebendo até três mil reais. Entretanto, com a sempre crescente expansão do número de farmácias, continua sendo uma das principais fontes de emprego formal para os farmacêuticos[7]. O resultado é que muitas vezes o farmacêutico vê sua atuação na farmácia comunitária como circunstância transitória e pouco investe para qualificar-se e ampliar a oferta de serviços farmacêuticos, retardando o movimento de mudança do perfil de atuação desses estabelecimentos e aumento da confiança dos pacientes no profissional. Na Europa, o farmacêutico tem estado entre as 10 profissões com maior índice de confiança dos consumidores há anos, sobretudo pelo papel desempenhado nas farmácias comunitárias, de acordo com relatório divulgado pelo PGEU.

> Para que o farmacêutico comunitário seja reconhecido, os farmacêuticos terão que adotar uma mudança na sua postura profissional e na maneira como encaram o trabalho nas farmácias comunitárias. Com qualificação dos serviços e a oferta de cuidado individualizado e centrado no paciente, é possível obter reconhecimento e valorização, inclusive do ponto de vista financeiro. Mas isso exige conhecimento e coragem!

■ Considerações finais

Uma vez que, a grande maioria dos medicamentos, são prescritos no âmbito dos cuidados de saúde primários, são dispensados nas Farmácias Comunitárias. A regulamentação no Brasil tem avançado para ampliar a possibilidade de oferta de serviços farmacêuticos e o reconhecimento da farmácia comunitária como

---

[7]O farmacêutico está entre os três profissionais mais contratados com carteira assinada no Brasil, de acordo com levantamento dos dados do Cadastro Geral de Empregados e Desempregados do Ministério do Trabalho, relativos aos primeiros quatro meses de 2018.

estabelecimento de saúde e uma das portas de entrada do paciente no sistema de saúde, como resumido na Figura 5.4.

Figura 5.4 – Aspectos relacionados com a necessidade de avanços na implementação de serviços farmacêuticos.

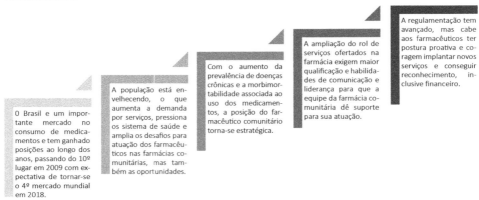

Fonte: Elaboração dos próprios autores.

Dentre os desafios para esse profissional e os proprietários das farmácias comunitárias, podemos citar: a dúvida de como cobrar e remunerar os serviços farmacêuticos; a definição do perfil de atuação da farmácia, optando-se por um atendimento geral ou mais personalizado, por vezes determinando nichos específicos; a necessidade de qualificação dos profissionais que atuam nesses estabelecimentos e o acesso a fontes confiáveis e atualizadas de informação sobre medicamentos; e como garantir sua sustentabilidade diante de um mercado em expansão e tão competitivo.

■ Entrevista

Nome: R.R.C.

Idade: 47 anos.

Município e local de trabalho: em uma unidade de uma grande rede de farmácias em Limeira, interior de São Paulo.

Cursou graduação na Faculdade de Ciências Farmacêuticas da Universidade Estadual Paulista (Unesp), campus de Araraquara, concluído em 1994.

Como você direcionou sua formação na graduação?

Durante a graduação fiz estágio, participei de jornadas científicas e fiz estágio em farmácias de manipulação da minha cidade durante férias.

Como iniciou sua carreira profissional? Começou na Farmácia comunitária? Como chegou a esse trabalho e há quanto tempo está nele?

Iniciei minha carreira em farmácia de manipulação e mudei para uma drogaria independente. Fiz concurso público na Prefeitura de Limeira e trabalhei no Centro de Especialidades do Município. Resolvi voltar ao varejo e surgiu oportunidade na Droga Raia, onde estou há quinze anos.

Quais são suas principais atividades no trabalho?

Como responsável técnica, cuido da parte regulatória, documentação, escrituração, Sistema Nacional de Gerenciamento de Produtos Controlados (SNGPC), supervisiono a equipe de atendentes no balcão, faço treinamentos com a equipe.

Aqui na minha cidade, até por ser interior do Estado, as pessoas procuram bastante pelo farmacêutico, buscando orientação para o uso dos medicamentos e também informações sobre saúde em geral.

Como você se sente em termos de realização pessoal, profissional e financeira, explique o que te realiza no cotidiano do trabalho.

Em relação ao mercado de trabalho, não posso me queixar da remuneração. A realização principal acontece quando os clientes elogiam o atendimento, não só meu, mas da minha equipe também. Agradecem uma orientação, uma indicação consciente de um medicamento para um problema menor, que foi resolvido.

Quais as dificuldades que você sente nessa atividade?

Nossa carga horária é comercial, daí a dificuldade maior é quando precisamos nos capacitar para as mudanças que estão ocorrendo nesse setor. Especializações, cursos, pós-graduação, muitas vezes só é possível online.

Outra dificuldade é a formação de equipe, nem sempre ela está completa, é uma área que exige muita dedicação do colaborador, a falta de algum deles compromete nosso atendimento à população. Não temos, por enquanto, um espaço nosso para atendimento, então a informação precisa ser passada de maneira precisa no tempo disponível.

Quais os principais desafios?

Vejo como desafio uma assistência farmacêutica de maneira mais abrangente. Os municípios estão regulamentando de maneira mais clara a legislação sobre serviços farmacêuticos, abrindo caminho para a sua real implementação. As grandes redes dependem bastante de um plano que possa ser estendido a todas as unidades, o que leva tempo. Ainda há dificuldade, mas acredito estamos no caminho certo, em algumas unidades temos consultório para atendimento e acompanhamento dos clientes, algumas com serviço de vacinação.

Quais as possibilidades de ascensão profissional?

Na empresa, temos plano de carreira para o farmacêutico, que começa com faixas de acordo com o tempo de empresa. Podemos também ir para a carreira administrativa, passando a gerente farmacêutico, onde saímos da nossa atribuição técnica para passarmos a cuidar da loja e dos colaboradores. Nesse caso, somos gerentes e temos nossa equipe de farmacêuticos para a parte técnica.

O que você recomenda a alguém que queira atuar nesse ramo?

Primeiro veja se realmente gosta de lidar com pessoas, ouvi-las, compreender suas necessidades. O farmacêutico do varejo precisa gostar de se comunicar.

Estude bastante, capacite-se, procure estar sempre bem informado, pesquise muito, procure a mesma informação, por exemplo, em fontes diferentes.

É uma área onde estão ocorrendo grandes transformações e acredito que mudanças chegarão para ficar, como disse um médico em uma palestra sobre assistência farmacêutica: "é um caminho sem volta". Precisamos ocupar nosso lugar.

■ Referências bibliográficas

■ International Pharmaceutical Federation. Pharmacy at a glance: 2015-2017, 2017. Disponível em: https://fip.org/files/fip/publications/2017-09-Pharmacy_at_a_Glance-2015-2017.pdf Acesso em 02/07/2018.

■ Annual Report for 2017: "Measuring health outcomes in community pharmacy". *Pharmaceutical Group of the European Union,* 2017. Disponível em: https://www.pgeu.eu/en/library/587:annual-report-2017.html Acesso em 20/07/2018.

■ Oliveira NVBV de Szabo I, Bastos LL, et al. Atuação profissional dos farmacêuticos no Brasil: perfil sociodemográfico e dinâmica de trabalho em farmácias e drogarias privadas. *Saúde e Soc* 2017; 26: 1105–1121.

■ Conselho Federal de Farmácia. Dados 2016. Disponível em: http://www.cff.org.br/pagina.php?id=801&titulo=Boletins. Acesso em 13/07/2018.

■ Vogler S, Arts D, Sandberger K. Impact of pharmacy deregulation and regulation in European countries. 2012; 36p. Disponível em: http://whocc.goeg.at/Literaturliste/Dokumente/BooksReports/GOeG_FP_PharmacyRegulationDeregulation_Summary_March2012.pdf Acesso em 02/08/2018.

■ Tamascia E. *Febrafar: sonho, loucura ou empreendorismo?* Febrafar, 2015. Disponível em: http://febrafar.com.br/wp-content/uploads/2018/05/sonho-loucura-empreendedorismo.pdf Acesso em 14/07/2018.

■ Hindi AMK, Jacobs S, Schafheutle EI. Solidarity or dissonance? A systematic review of pharmacist and GP views on community pharmacy services in the UK. *Health Soc Care Community*. Epub ahead of print 26 July 2018. DOI: 10.1111/hsc.12618.

- France M, Leromain A-S, Jarre C, et al. Pharmaceutical record's use in drugs sales service: Analysis of five months of experimentation. *Ann Pharm Fr* 2018; 76: 50–56.
- Melo DO de, Molino CGR da C, Ribeiro E, et al. Capacitação e intervenções de técnicos de farmácia na dispensação de medicamentos em Atenção Primária à Saúde. *Cien Saude Colet* 2017; 22: 261–268.
- Reis TM dos, Guidoni CM, Girotto E, et al. Knowledge and conduct of pharmacists for dispensing of drugs in community pharmacies: a cross-sectional study. *Brazilian J Pharm Sci* 2015; 51: 733–744.

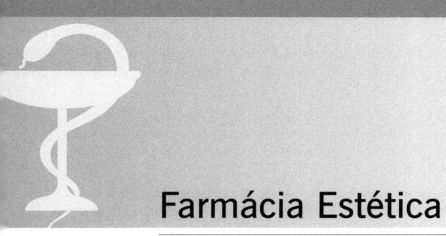

Farmácia Estética

Halika Groke

A Farmácia Estética é uma das áreas mais recentes de atuação farmacêutica. É uma atividade que exige novos conhecimentos, uma vez que não está contemplada na graduação. Nessa área, o farmacêutico pode atuar na avaliação das disfunções estéticas e propor um plano de tratamento complexo para atingir os objetivos utilizando várias técnicas manuais ou com recursos por meio de equipamentos, além da prescrição de cosméticos e nutracêuticos para potencializar os resultados aos seus pacientes.

Para que o farmacêutico possa atuar de maneira ética e correta na área de Estética Avançada, foi aprovada em 22 de maio de 2013, a Resolução do Conselho Federal de Farmácia de número 275, que reconhece e atribui as funções aos farmacêuticos, a responsabilidade técnica por estabelecimentos que executam atividades afins, além de descrever os recursos técnicos para atuação como cosmetoterapia, eletroterapia, iontoforese, laserterapia de baixa potência, luz intensa pulsada, peelings químicos e mecânicos, radiofrequência estética, sonoforese (ultrassom estético). Essa resolução foi complementada em 25 de novembro de 2015, com a Resolução nº 616 que amplia o rol das técnicas de natureza estética e os recursos terapêuticos utilizados pelo farmacêutico em estabelecimentos de saúde estética. O texto acrescenta os procedimentos injetáveis, minimamente invasivos, utilizando toxina botulínica, preenchimentos dérmicos, carboxiterapia, intradermoterapia, agulhamento e microagulhamento estético; criolipólise.

A última Resolução do Conselho Federal de Farmácia, com data de 27 de julho de 2017, dá nova redação ao texto da Resolução 616, exigindo a participação em cursos de especialização pós-graduação, além de descrever os produtos permitidos para utilização em procedimentos estéticos. Complementa as técnicas preexistentes com a regulamentação do uso de fios *lifting* de autossustentação e laserterapia ablativa.

Por se tratar de uma área nova de atuação profissional, as regulamentações por parte da Anvisa – Agência Nacional de Vigilância Sanitária – se fazem necessárias, uma vez que, as publicações referem-se somente aos estabelecimentos de beleza ou de clínicas médicas.

Para assumir a responsabilidade técnica (RT) ou atuar em Estética Avançada, o farmacêutico esteta precisa ter o conhecimento e domínio técnico além de ser gestor da qualidade. Também é de suma importância estar comprometido constantemente com a excelência, buscando atualização de novas técnicas, produtos e equipamentos.

■ Estabelecimento de estética avançada

Por falta de redação descritiva específica para um consultório ou clínica de farmácia estética, os farmacêuticos estetas, por convenção, seguem as exigências dos consultórios médicos e clínicas médicas. O bom senso é aplicado para um estabelecimento de saúde estética que atua com procedimentos minimamente invasivos.

O farmacêutico esteta deverá seguir as normas da Anvisa sobre gestão da qualidade e boas práticas.

■ Gestão da qualidade e boas práticas

O estabelecimento de saúde, seja o consultório ou clínica de farmácia estética, tem a obrigatoriedade de cumprir as exigências sanitárias para garantir a qualidade dos serviços, como a biossegurança dos profissionais e pacientes, bem como os cuidados com a qualidade dos produtos e equipamentos, além da higienização e esterilização de materiais e o descarte correto dos resíduos utilizados.

Essa rotina compreende os conhecimentos e práticas da Gestão da Qualidade.

As orientações fornecidas aos farmacêuticos em fase de pós-graduação contemplam com prioridade esse enfoque.

Esses cuidados exigem a elaboração de documentos padronizados, os chamados procedimentos operacionais padrões e manuais de boas práticas e os farmacêuticos responsáveis técnicos devem ter uma visão completa da lei e cumpri-la sob pena de terem seus serviços encerrados.

■ Consulta, avaliação, exames laboratoriais e cuidado farmacêutico

A consulta realizada pelo farmacêutico esteta deve ser clara e ética, respeitando sempre a individualidade dos pacientes e sigilo das informações e imagens. Nessa consulta é feito uma avaliação das disfunções a serem tratadas, levando em consideração a harmonia para que não cometa exageros e muitas vezes deformações nos pacientes.

É permitido a solicitação de exames laboratoriais que são extremamente importantes no monitoramento do paciente no caso de tratamentos que envolvam ativos que promovem a lipólise por exemplo.

Além disso, os exames laboratoriais são utilizados no monitoramento dos efeitos hepáticos e renais adversos advindos de medicamentos, especialmente para fármacos potencialmente hepatotóxicos ou nefrotóxicos.

Os exames laboratoriais em conjunto com a avaliação clínica do paciente fornecem aos profissionais de saúde informações úteis sobre a condição clínica do paciente possibilitando o acompanhamento do tratamento, verificando sua efetividade e segurança. Dessa maneira, é importante que o profissional solicite e interprete o exame laboratorial de maneira correta e responsável.

O cuidado farmacêutico é de suma importância, ele é o profissional capacitado para orientar seus pacientes e em casos de alguma alteração na saúde, ele deverá encaminhar aos médicos para que dê andamento ao monitoramento e tratamento dos pacientes.

Também se faz necessário conhecimento para uma prescrição adequada de cosméticos e nutracêuticos para uso complementar para potencializar os resultados dos tratamentos.

■ Habilidades do farmacêutico esteta

Sugerem-se algumas habilidades, já descritas anteriormente, para uma atuação de excelência do farmacêutico esteta, além daquelas inerentes ao farmacêutico:

- Detalhista e observador;
- Dedicado e rigoroso na gestão da qualidade;
- Boa relação interdisciplinar e multiprofissional;
- Ter conhecimentos técnicos, anatômicos, fisiológicos, farmacológicos e bioquímicos;
- Manter a educação permanente e continuada;
- Ter responsabilidade e comprometimento com sua própria formação;

- Ter ética, respeito e responsabilidade;
- Ser empreendedor;
- Ter comprometimento;
- Saber tomar decisão com base na análise crítica e contextualizada das evidências científicas;
- Respeitar as normas e regulamentações do nosso país.

■ Mercado no Brasil

Mercado que resistiu à crise econômica dos últimos anos, e cada vez mais procurado pelos brasileiros em busca de beleza e bem-estar, a estética é uma grande oportunidade de investimento para profissionais que têm o sonho de abrir um negócio próprio.

O Serviço Brasileiro de Apoio às Micro e Pequenas Empresas (Sebrae) destaca o potencial da área de estética para pequenos e médios empreendedores, com a abertura de centros e clínicas especializadas. O órgão alerta, porém, que para aumentar as chances de sucesso o investidor deve realizar pesquisas de mercado e elaborar um plano de negócios.

■ Referências bibliográficas

- Comissão Assessora de Farmácia Estética. Cartilha Farmácia Estética. Conselho Regional de Farmácia do Estado de São Paulo. 2016. 1ª ed.
- Comissão Assessora de Farmácia Estética. Cartilha Farmácia Estética Dúvidas Frequentes. Conselho Regional de Farmácia do Distrito Federal. 2017. 1ª ed.
- Resolução CFF nº 573, de 22 de maio de 2013 (DOU 24/05/2013). Dispõe sobre as atribuições do farmacêutico no exercício da saúde estética e da responsabilidade técnica por estabelecimentos que executam atividades afins.
- Resolução CFF nº 616, de 25 de novembro de 2015 (DOU 27/11/2015). Define os requisitos técnicos para o exercício do farmacêutico no âmbito da saúde estética, ampliando o rol das técnicas de natureza estética e recursos terapêuticos utilizados pelo farmacêutico em estabelecimentos de saúde estética.
- Resolução CFF nº 645, de 27 de julho de 2017 (DOU 04/08/2017). Dá nova redação aos artigos 2º e 3° e inclui os anexos VII e VIII da Resolução/CFF nº 616/15.

■ Sites ou links de interesse

- ABFE – Associação Brasileira de Farmácia Estética – www.abfe.org.br

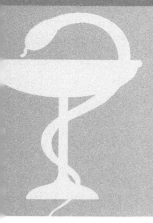

Farmácia Hospitalar

José Ferreira Marcos

A profissão farmacêutica é uma das mais antigas, tendo como princípio fundamental, a melhoria da qualidade de vida das pessoas. O farmacêutico deve nortear-se pela ética, ao se apresentar como essencial para a sociedade. É um profissional de saúde dedicado e preocupado não só com a composição e dispensação dos medicamentos, mas também com a atenção e assistência ao paciente. Com esse novo direcionamento da profissão, desponta um modelo de farmácia diferente, ou seja: um estabelecimento que atua como posto avançado do atendimento à saúde pública, onde se potencializa o seu trabalho. Esse modelo se aplica à farmácia comunitária, assim como à farmácia hospitalar.

A farmácia hospitalar, de acordo com a Resolução do CFF (Conselho Federal de Farmácia) nº 572, de 25 de abril de 2013, é uma especialidade farmacêutica que está agrupada nas dez linhas de atuação do farmacêutico, dentro das 135 especialidades previstas.

Na idade média, a medicina e a farmácia desenvolviam-se, de maneira paralela, sob a responsabilidade de religiosos. Todos os conventos europeus, nesse período, organizaram a instalação de nosocômios para recepção de doentes. Surge uma das primeiras definições de hospital: "uma casa de campo para receber pessoas doentes, enfermas e desafortunadas que foram afastadas do convívio público, onde elas seriam providas de alimentação regular e dos remédios necessários".

No século XIX, a botica, antigo termo usado, passou a denominar-se farmácia e assumiu grande importância nos hospitais. Além da guarda e da dispensação, o farmacêutico hospitalar era responsável pela manipulação de, praticamente, todos os medicamentos então disponíveis.

A partir de 1920, com a chegada da indústria farmacêutica, ocorreu uma descaracterização da função das farmácias hospitalares e por consequência dos farmacêuticos e as farmácias tornaram-se apenas um canal de distribuição de medicamentos produzidos pelas indústrias.

Entre 1920 e 1950, sobretudo nos Estados Unidos, as farmácias hospitalares iniciaram um novo conceito de prática, surgiu as atividades clínicas do farmacêutico dentro dos nosocômios. A meta principal, nesse início, era o uso racional de medicamentos. Dessa feita o farmacêutico hospitalar se volta ao cuidado do paciente.

Apenas a partir de 1950, no Brasil, a farmácia hospitalar, principalmente nas Santas Casas de Misericórdia e hospitais-escola, passou a se desenvolver e a se modernizar. O farmacêutico Dr. José Sylvio Cimino, diretor do Serviço de Farmácia do Hospital das Clínicas da Faculdade de Medicina da Universidade de São Paulo, destacou-se, sendo autor da primeira publicação a respeito da farmácia hospitalar no país, 1973, intitulada "Iniciação à Farmácia Hospitalar". Em 1975, a Faculdade de Farmácia da Universidade Federal de Minas Gerais incluiu no seu currículo a Disciplina de Farmácia Hospitalar. Em 1979, foi criado o primeiro serviço de farmácia clínica brasileiro, no Hospital das Clínicas do Rio Grande do Norte, atualmente Hospital Universitário Onofre Lopes.

Além disso, vale destacar que a Assistência Farmacêutica é parte integrante do direito à saúde, assegurado pela Constituição Federal (1988) e reafirmado pela Lei Orgânica de Saúde (Lei nº 8.080/90) e pela Política Nacional de Assistência Farmacêutica (Resolução CNS nº 338/04). Em relação aos hospitais públicos, em 2002, a Portaria nº GM/MS 1.017, publicada pelo Ministério da Saúde, torna explícita a obrigatoriedade da presença de farmacêutico responsável técnico inscrito no CRF para o funcionamento das farmácias hospitalares integrantes do Sistema Único de Saúde.

Em 21 de maio de 1995, foi criada a Sociedade Brasileira de Farmácia Hospitalar (SBRAFH), por iniciativa de farmacêuticos do setor, tendo como primeiro presidente o Dr. Marcelo Gastaldi.

De acordo com a Resolução 568, do Conselho Federal de Farmácia, de 6 de dezembro de 2012, a Farmácia hospitalar: *"é a unidade clínico-assistencial, técnica e administrativa, onde se processam as atividades relacionadas à assistência farmacêutica, dirigida exclusivamente por Farmacêutico, compondo a estrutura organizacional do hospital e integrada funcionalmente com as demais unida-*

des administrativas e de assistência ao paciente". Na mesma linha a Sociedade Brasileira de Farmácia Hospitalar e Serviços de Saúde (SBRAFH): define: "a *farmácia de hospitais, clínicas e estabelecimentos congêneres é uma unidade clínica, administrativa e econômica, dirigida por farmacêutico, ligada hierarquicamente à direção do hospital, adaptada e integrada funcionalmente com as demais unidades administrativas e de assistência ao paciente".*

Na farmácia hospitalar, o abastecimento de medicamentos, produtos para a saúde e demais serviços devem ser compreendidos como instrumentos, sendo a finalidade máxima do profissional farmacêutico o resultado da assistência prestada aos pacientes. Nas atividades clínicas, o foco assistência farmacêutica está no cuidado ao paciente, no atendimento de suas necessidades e também de seus cuidadores. Nas atividades administrativas, o farmacêutico deve usar práticas gerenciais que conduzam a processos mais seguros, por meio de práticas de qualidade, valorizando a gestão de pessoas e processos, contemplando o compromisso social e ambiental. A farmácia hospitalar sendo um setor do hospital que demanda elevados valores orçamentários e, por isso, o farmacêutico deve ter sua atuação pautada em conceitos gerenciais para contribuir com a eficiência administrativa, modernas técnicas de controle de custos, buscando o desenvolvimento de ações economicamente viáveis e soluções sustentáveis para a instituição hospitalar.

Por outro lado, a farmácia hospitalar também tem o objetivo de contribuir no processo de cuidado à saúde, por meio da prestação de assistência ao paciente com segurança, eficácia e qualidade, que vise ao uso seguro e racional de medicamentos, conforme preconiza a Política Nacional de Medicamentos, regulamentada pela Portaria nº 3.916/98, do Ministério da Saúde.

As atividades desenvolvidas pela farmácia hospitalar podem ser observadas na Assistência Farmacêutica. Segundo a Resolução nº 338/04, do Conselho Nacional de Saúde, Assistência Farmacêutica é:

> *"(...) um conjunto de ações voltadas à promoção, proteção e recuperação da saúde, tanto individual como coletiva, tendo o medicamento como insumo essencial e visando ao acesso e ao seu uso racional. Esse conjunto envolve a pesquisa, o desenvolvimento e a produção de medicamentos e insumos, bem como a sua seleção, programação, aquisição, distribuição, dispensação, garantia da qualidade dos produtos e serviços, acompanhamento e avaliação de sua utilização, na perspectiva da obtenção de resultados concretos e da melhoria da qualidade de vida da população".*

Em 2014, foi aprovada a lei nº 13.021, de 8 de agosto de 2014, sobre o exercício e a fiscalização das atividades farmacêuticas, dispondo que: "farmácia é uma unidade de prestação de serviços destinada a prestar assistência farmacêutica, assistência à saúde e orientação sanitária individual e coletiva, na qual se processe a manipulação e/ou dispensação de medicamentos magistrais, oficinais, farmacopeicos ou industrializados, cosméticos, insumos farmacêuticos, produtos farmacêuticos e correlatos."

A Assistência Farmacêutica, na farmácia hospitalar, é exercida com atividades relacionadas à logística farmacêutica, manipulação, controle de qualidade, atenção farmacêutica e farmácia clínica, dentre outras, conforme representado na Figura 7.1. Podemos ainda elencar atividades intersetoriais, que requerem a integram com os demais setores da instituição.

Figura 7.1 – Esquema da assistência farmacêutica na farmácia hospitalar.

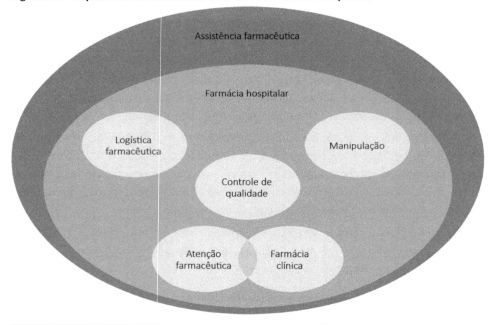

Fonte: Comissão Assessora de Farmácia Hospitalar. Cartilha Farmácia Hospitalar. Conselho Regional de Farmácia do Estado de São Paulo. São Paulo, 3ª. ed. 2017.

■ Habilidades do farmacêutico hospitalar

Em 1997, a Organização Mundial da Saúde (OMS) publicou um documento denominado *The role of the pharmacist in the health care system* ("O papel do farmacêutico no sistema de atenção à saúde") em que o farmacêutico hospitalar deve possuir as seguintes características:

Capacidade técnica

A prestação de serviços em uma equipe de saúde exige participação, compromisso, responsabilidade e competência, já que a prática assistencial deve ser contínua, de alta qualidade e integrada.

Capacidade de tomar decisões

Exige atitude, estratégicas de ação e autonomia na resolução de problemas evitando longas cadeias de comando. Análises de custo-efetividade dos recursos materiais e humanos.

Capacidade de comunicação

Seja com os profissionais de saúde subordinados, pares ou superiores por meio de mecanismos lúdicos, treinamentos, palestras, relatórios, reuniões e conhecimento no assunto. Essa competência envolve também a comunicação com pacientes, familiares, cuidadores e a arte de saber ouvir. Deve ter a habilidade de raciocinar sob pressão, a escolha e a aplicação da solução dependem da situação e as pessoas que sabem administrar os conflitos possuem vantagens que poderão transformar em oportunidades, ou seja, transformar o conflito em um aspecto positivo, aperfeiçoando o trabalho em equipe e estabelecer mais confiança.

Liderança

Habilidade de influenciar pessoas, desenvolvê-las e motivá-las, visando um objetivo comum. Envolve solidariedade e empatia. Há liderança nata, mas a liderança também pode ser construída por meio do autodesenvolvimento, do exercício de habilidades de mútua relação e do poder de mobilizar cuidadosamente seus pontos fortes.

Habilidades gerenciais

Foco e direção sempre alinhados no gerenciamento de informações de recursos materiais, financeiros e humanos, com a finalidade de alcançar os objetivos da maneira mais eficiente. Aperfeiçoamento profissional permanente – não se acomodar na zona de conforto, ser proativo, manter-se motivado buscando novos conhecimentos, não só para si próprio, mas também para o desenvolvimento da equipe e das estratégias para mudanças das práticas em saúde.

Capacidade de transferir conhecimento

Comprometimento com a capacitação. Sua transmissão implica um processo intelectual de ensinamento e aprendizagem. Considera como ensino não apenas a transmissão do já conhecido, mas o processo que leva à capacidade de observação e de reflexão crítica. O bom ensino que deve ocorrer não como um armazenamento de informações, mas como formação de referenciais e desenvolvimento da capacidade de avaliação (Werneck, 2006).

■ Atribuições do farmacêutico hospitalar

O farmacêutico que deseja atuar em instituições hospitalares e outras de serviços de saúde deve possuir conhecimentos básicos de administração, coordenação e liderança, ferramentas da qualidade, incluindo competências em farmácia clínica, bem como para a atuação em programas de assistência e atenção farmacêutica.

A Resolução CFF nº 568/12, que regulamenta o exercício profissional nos serviços de atendimento pré-hospitalar, na farmácia hospitalar e em outros serviços de saúde, de natureza pública ou privada no Brasil; enumera as atribuições do farmacêutico no setor. Para fins didáticos, podemos agrupá-las em cinco grandes áreas:

- Atividades logísticas;
- Atividades de manipulação/produção;
- Atividades focadas no paciente;
- Gestão da qualidade e boas práticas;
- Atividades intersetoriais.

Atividades logísticas

As atividades logísticas dentro de uma visão organizacional administram os recursos financeiros, materiais, de pessoal e da informação. É essencial para o funcionamento da unidade de saúde a fim de preservar e/ou restaurar a saúde dos pacientes, com excelência a custos baixos.

Dispensação

Segundo a Lei nº 5.991/73 é "o ato de fornecimento ao consumidor de drogas, medicamentos, insumos farmacêuticos e correlatos, a título remunerado ou não". Esse ato deve ser realizado de maneira segura, promovendo o uso adequado e correto de medicamentos e produtos para a saúde.

Gases medicinais

Segundo a Resolução CFF nº 470/08, o farmacêutico deve garantir eficácia, a segurança e a qualidade dos gases e misturas de uso terapêutico e para fins diagnósticos, prezando pelo transporte, armazenamento e uso, inclusive orientando cuidadores e pacientes.

Gerenciamento de resíduos

Segundo a Resolução RDC Anvisa (Agência Nacional de Vigilância Sanitária) nº 306/2004, o gerenciamento de resíduos de serviços de saúde deve abranger todas as etapas de planejamento dos recursos físicos, dos recursos materiais e da capacitação dos recursos humanos envolvidos no manejo. O hospital deve elaborar um Plano de Gerenciamento de Resíduos de Serviços de Saúde (PGRSS), com base nas características dos resíduos gerados e em sua classificação, estabelecendo as diretrizes de manejo. O objetivo é minimizar a produção de resíduos e proporcionar encaminhamento seguro, visando à proteção dos trabalhadores, a preservação da saúde pública, dos recursos naturais e do meio ambiente.

Farmacoeconomia

Análise, avaliação e comparação de custos com a melhoria da condição de saúde gerada pela intervenção medicamentosa nos pacientes. Enquadra-se também o estudo com os produtos para a saúde.

Atividades de manipulação/produção

A farmácia hospitalar pode manipular alguns medicamentos que utiliza. Essa prática, no entanto, incluindo a terapia nutricional parenteral, está em desuso, devido aos custos com instalações e sua subutilização, tornando-se, na maioria das vezes, a compra em farmácias especializadas, mais interessante financeiramente, excetuando os citostáticos.

Hoje, o usual é fracionamento e diluição dos medicamentos elaborados pela indústria farmacêutica, assim como a mudança da forma farmacêutica.

No caso da manipulação de produtos com maior toxicidade e consequente risco ocupacional e ambiental elevado, faz-se necessária a observação de aspectos legais específicos.

Antibióticos, hormônios e citostáticos

A RDC Anvisa nº 67/2007 determina que, para a manipulação, as farmácias devem possuir salas exclusivas para cada classe. A manipulação de medicamentos citostáticos para terapia antineoplásica deve seguir os requisitos mínimos determinados pela RDC Anvisa nº 220/2004.

Radiofarmácia

Há um capítulo, específico neste livro. Os serviços de medicina nuclear devem atender aos requisitos e parâmetros de instalação e funcionamento estabelecidos por várias legislações.

Nutrição parenteral

Deve ser observada a Portaria MS/SNVS nº 272/1998, que determina o Regulamento Técnico para a Terapia de Nutrição Parenteral. O farmacêutico é o responsável pela avaliação da prescrição, manipulação, controle de qualidade, conservação e transporte da nutrição parenteral, dentro as peculiaridades do serviço oferecido.

Atividades focadas no paciente

Farmácia clínica

Segundo a American Society of Health System Pharmacists (ASHSP) reconhece e a define a como: "ciência da saúde, cuja responsabilidade é assegurar, mediante a aplicação de conhecimentos e funções relacionados com o cuidado dos pacientes, que o uso de medicamentos seja seguro e apropriado, e que necessita de uma educação especializada e/ou um treinamento estruturado".

Atenção farmacêutica

De acordo com o Consenso Brasileiro de Atenção Farmacêutica, 2002, atenção farmacêutica: "é um modelo de prática farmacêutica, desenvolvida no contexto da Assistência Farmacêutica. Compreende atitudes, valores éticos, comportamentos, habilidades, compromissos e corresponsabilidades na prevenção de doenças, promoção e recuperação da saúde, de maneira integrada à equipe de saúde. É a interação direta do farmacêutico com o usuário, visando uma farmacoterapia racional e a obtenção de resultados definidos e mensuráveis, voltados para a melhoria da qualidade de vida. Essa interação também deve envolver as concepções dos seus sujeitos, respeitada as suas especificidades biopsicossociais, sob a ótica da integralidade das ações de saúde".

Assistência domiciliar (Home Care)

A finalidade principal do atendimento domiciliar está na qualidade da assistência prestada ao paciente, com o intuito de favorecer o restabelecimento de sua saúde, permitindo ao paciente a proximidade com familiares e expondo-o menos aos riscos de infecção do ambiente hospitalar. Presta orientações quanto ao uso, à guarda, administração e descarte de medicamentos e produtos para a saúde, com vistas à promoção do uso racional de medicamentos. Participa das equipes multidisciplinares de assistência domiciliar, tais como: Programa de Saúde da Família (PSF), Comissão de Terapia Oncológica (CTO), Comissão de Ensino e Pesquisa (CEP), Comissão de Suporte Nutricional (CSN), Comissão de Controle de Infecção Hospitalar (CCIH) e outras. Acompanha os pacientes com suporte nutricional domiciliar, terapia oncológica e outras que requerem a prestação de cuidados farmacêuticos. Diluir e preparar soluções de medicamentos de uso intravenoso para administração no domicílio do paciente. Monitora as terapias tais como antiagregantes plaquetários, anticoagulantes, bem como os parâmetros bioquímicos. Orienta quanto aos procedimentos de limpeza, assepsia, antissepsia, desinfecção de superfícies e esterilização de equipamentos, e materiais, bem como, a calibração dos mesmos. Presta informações sobre os medicamentos e problemas relacionados aos mesmos, propondo aos demais membros da equipe de saúde, as mudanças necessárias à obtenção do resultado desejado.

Gestão de riscos

Segundo a Anvisa "é a aplicação sistêmica e contínua de políticas, procedimentos, condutas e recursos na identificação, análise, avaliação, comunicação e controle de riscos e eventos adversos que afetam a segurança, a saúde humana, a integridade profissional, o meio ambiente e a imagem institucional". É um método de gestão da qualidade que vem se incorporando aos hospitais brasileiros, ligado diretamente aos programas de segurança do paciente. O farmacêutico hospitalar deve conhecê-lo e aplicá-lo na assistência prestada aos pacientes.

Gestão da qualidade e boas práticas

As instituições hospitalares, dada a sua missão principal em favor da preservação da vida do ser humano, devem preocupar-se com a prevenção, tratamento, e cura e quando essa não é possível, minimizar o sofrimento por meio de cuidados paliativos, sempre visando à melhoria permanente da qualidade de sua gestão e assistência, de tal modo que consiga uma integração harmônica das áreas médica, tecnológica, administrativa, econômica, assistencial e, quando houver, das áreas de docência e pesquisa. A melhoria de qualidade hospitalar tem sido amplamente discutida e procurada por todas as instituições hospitalares, as quais procuram oferecer a sua clientela qualidades assistenciais. Por isso, a implantação de mecanismos de gestão voltados para a melhoria da qualidade, como é o caso da 'acreditação', são essenciais para o futuro do setor da saúde.

Acreditação

A acreditação é um processo de certificação, de avaliação, opcional e voluntária, por meio de padrões previamente aceitos, que visa introduzir nas instituições prestadoras de serviços de assistência à saúde, a cultura da qualidade; que não é caracterizado como um método de fiscalização, ou controle oficial, mas sim uma maneira de promover educação continuada. Tem caráter educativo voltado para a melhoria contínua. Tem como objetivo estimular o desenvolvimento de uma cultura de melhoria contínua da qualidade na assistência médico-hospitalar e na proteção à saúde da população.

É realizada por entidade distinta da organização de saúde, não governamental, que avalia o hospital, como um todo, para determinar se ele apresenta uma série de exigências projetadas para melhorar a qualidade da assistência. A acreditação de organizações de saúde se apresenta como uma maneira de qualificar a competência dos serviços, e não como uma mera certificação. Tratase de um mecanismo comprometido com a elevação do nível de qualidade dos serviços de saúde. Selo ou certificado – é fornecido quando a organização dos recursos e atividades evidencia um processo cujo resultado final é uma assistência à saúde de qualidade.

As exigências, dependendo da instituição certificadora poderão ser mínimas ou mais elaboradas, definindo diferentes níveis de satisfação e qualificação. É um processo periódico com período de validade; reservado, ou seja, as informações coletadas em cada organização de saúde no processo de avaliação não são divulgadas.

Para a sua implantação é necessário que a instituição organize um processo didático permanente com todos os funcionários, sejam da área de saúde, apoio, financeiro ou administrativo para que as metas, objetivos e os princípios morais e éticos a serem alcançados e seguidos fiquem muito claros e tenham efetividade em sua aplicação.

As principais vantagens da acreditação são:

- Maior segurança da assistência aos pacientes e profissionais;
- Assistência de qualidade;
- Padronização de técnicas;
- Construção de equipe transdisciplinar;
- Útil instrumento de gerenciamento;
- O caminho para a melhoria contínua;
- Credibilidade junto à população;
- Gerenciamento por indicadores;
- Tomadas de decisões mais assertivas;

- Monitoramento do sistema.

Nos hospitais que almejam ser acreditados, a farmácia hospitalar deve implementar estratégias que garantam o acesso aos medicamentos com efetividade e segurança comprovadas, ao menor custo possível. Segundo Rodrigues; Tuma, 2011; alguns requisitos em relação à farmácia hospitalar são:

- Responsabilidade profissional: responsável técnico e equipe comprovadamente habilitados;
- Seleção de medicamentos: existência e atuação da Comissão de Farmácia e Terapêutica;
- Recebimento: área física apropriada, segundo a legislação e roteiro de inspeção dos produtos recebidos;
- Programação de produtos: estabelecimento de política de estoque;
- Aquisição de produtos: adoção de critérios preestabelecidos para a seleção, qualificação e contratação de fornecedores;
- Armazenamento: boas práticas de armazenamento devem ser observadas em todas as unidades em que existirem medicamentos, não se restringindo somente às farmácias e CAFs (Central de Abastecimento Farmacêutico);
- Distribuição: caracterização do sistema de distribuição;
- Farmácia Clínica/Atenção Farmacêutica: avaliação técnica da prescrição médica antes da dispensação, intervenção farmacêutica, participação em equipe multidisciplinar;
- Participação em equipe multidisciplinar: para estruturação de plano terapêutico e desenvolvimento de sistemática de farmacovigilância passiva e ativa;
- Manipulação: atendimento à legislação específica;
- Sistema de informação: padronização de dados, existência de Centro de Informações sobre Medicamentos (CIM), com bibliografia mínima e rastreabilidade da informação e dos produtos;
- Recursos humanos: organograma atualizado e descrição dos cargos;
- Pesquisa e ensino: definição de plano de educação e capacitação, desenvolvimento de pesquisa clínica;
- Gerenciamento de riscos: adoção de mecanismo de monitoramento de erros e erros potenciais nos principais processos de uso de medicamentos.

Complementarmente a essas ações, a utilização de indicadores é fundamental para consolidar e monitorar o cumprimento das exigências para acreditação hospitalar, além de ser uma importante ferramenta para auxiliar na gestão da unidade.

Os modelos avaliam a instituição como um todo, comprovando a qualidade das estruturas, dos serviços e da equipe de saúde da empresa visitada. Os principais existentes são: nacionalmente, têm-se a Organização Nacional de Acreditação (ONA), o Programa de Controle da Qualidade Hospitalar (CQH) e o Prêmio Nacional de Gestão em Saúde (PNGS). Existem acreditações internacionais, tais como: *Joint Commission International* – JCI (internacional), *Canadian Council on Health Services Accreditation* – CCHSA (canadense), *National Integrated Accreditation for Healthcare Organizations* – NIAHO (norueguesa). *Healthcare Information and Management Systems Society* – HIMSS (americana).

■ *Organização Nacional de Acreditação (ONA)*

É uma das principais instituições brasileiras relacionadas à qualidade dos serviços de saúde e à segurança do paciente. Tem como objetivos principais a normatização, coordenação e a implementação do processo de acreditação nas organizações de saúde, serviços e programas de saúde. As organizações da área optam por essa acreditação por ela permitir uma melhora nos quesitos de gestão, elevação da qualidade dos serviços, maior segurança dos profissionais e pacientes e a valorização da marca.

A avaliação é realizada pelas instituições acreditadoras credenciadas pela ONA, tendo como referência as normas do Sistema Brasileiro de Acreditação e o Manual Brasileiro de Acreditação. A certificação pode ocorrer em três níveis: Acreditado, Acreditado Pleno e Acreditado com Excelência. O primeiro nível é responsável por processos ligados à segurança dos pacientes, e válido por 2 anos. O segundo nível: Acreditado Pleno, além de atender aos critérios de segurança, apresenta gestão integrada, com processos ocorrendo de maneira fluida e plena comunicação entre as atividades. Válido por dois anos. O Acreditado com Excelência é o nível mais completo; ele engloba os procedimentos para fazer com que o hospital tenha excelência na gestão. Além dos requisitos das duas primeiras acreditações, o último nível permite que a organização tenha uma cultura organizacional de melhoria contínua com maturidade institucional. Válido por três anos.

■ *Joint Commission International (JCI)*

Criada em 1994, trabalha para melhorar a segurança do paciente e a qualidade dos cuidados de saúde na comunidade internacional, oferecendo educação, publicações, serviços de consultoria e acreditação e certificação internacionais. Em mais de 100 países, a JCI é parceira de hospitais, clínicas e centros médicos acadêmicos; sistemas e agências de saúde; ministérios do governo; academia; e defensores internacionais para promover padrões rigorosos de atendimento e fornecer soluções para atingir o máximo desempenho.

A certificação destina-se a avaliar os programas de tratamento clínico de doenças agudas ou crônicas prestados por hospitais, atendimento ambulatorial, assistência domiciliar e centros de cuidados de longa duração.

Áreas avaliadas para conformidade incluem:

- Objetivos internacionais de segurança do paciente;
- Liderança e gerenciamento de programas;
- Entregar ou facilitar o atendimento clínico;
- Apoio ao autogerenciamento para pacientes e cuidadores;
- Gestão de informação clínica;
- Desempenho, medição e melhoria.

■ *National Integrated Accreditation for Healthcare Organizations (NIAHO)*

Foi projetada para apoiar o desenvolvimento e a melhoria contínua da qualidade da saúde e da segurança dos pacientes nas organizações de saúde. Também aborda a segurança geral para os colaboradores e visitantes. A abordagem integra princípios comprovados de qualidade e gerenciamento de riscos com requisitos específicos de ambiente clínico e físico.

As exigências abrangem aspectos-chave da governança organizacional e cuidados clínicos, incluindo:

- Sistema de gestão da qualidade;
- Qualidade assistencial e governança clínica;
- Gerenciamento de risco pró-ativo;
- Gerenciamento de medicamentos;
- Ambiente físico;
- Outros aspectos.

■ *Healthcare Information and Management Systems Society (HIMSS)*

A HIMSS é uma organização global, sem fins lucrativos, dedicada a melhorar a assistência aos cuidados de saúde em qualidade, segurança, relação custo-eficácia e acesso por meio do melhor uso da tecnologia da informação e sistemas de gestão. Foi fundada em 1961, como Sociedade de Sistemas de Gestão Hospitalar. Com sede em Chicago, Ilinois, a HIMSS atende às comunidades globais de informações e tecnologia em saúde com operações focadas na América do Norte, Europa, Reino Unido, Oriente Médio e Ásia-Pacífico.

- *Canadian Council on Health Services Accreditation (CCHSA)*

Acreditação Canadense é uma organização sem fins lucrativos, dedicada a trabalhar com pacientes, formuladores de políticas e o público para melhorar a qualidade dos serviços sociais e de saúde para todos. Focada em três alicerces: medicina baseada em evidências, menos sobrecarga aos colaboradores e governança clínica. Foca nos processos internos de excelência, com eliminação do fluxo de padronização que não gere valor agregado; reduzindo a burocracia e racionalizando o tempo de trabalho. É válida por três anos, é focada em ações para integralidade do cuidado ao paciente, estabelecendo rotinas e protocolos mais rigorosos que garantem ao usuário medidas seguras a cada intervenção, desde a sua entrada até a alta hospitalar. As organizações recebem credenciamento no nível *Gold*, *Platinum* e *Diamond*.

Atividades intersetoriais

O ambiente hospitalar envolve múltiplas dimensões de cuidados e é extremamente complexo, demandando a ação conjunta de profissionais com diferentes formações para atingir seu objetivo maior, que é melhorar a saúde, ou minimizar o sofrimento dos pacientes. Nesse sentido, destaca-se as principais atividades em que o farmacêutico hospitalar pode oferecer sua contribuição:

Programas de capacitação de ensino

A atividade de ensino é essencial para a capacitação e educação permanente nas organizações. A instituição hospitalar deverá participar, promover e apoiar a realização de estágios curriculares e extracurricular aos alunos do curso de graduação em farmácia, especialização, pós-graduação (*lato* e *stricto sensu*), residência em farmácia hospitalar, palestras e cursos para a equipe multidisciplinar, pacientes, colaboradores internos e público externo, dentre outras atividades, nas diversas áreas: administrativas, técnicas e clínicas.

Pesquisa clínica

A farmácia hospitalar, segundo a Fundação Nacional da Qualidade, pode, e deve promover, participar e apoiar pesquisas inseridas em seu âmbito de atuação, visando a produção de informações que subsidiem o aprimoramento das práticas, o uso racional de medicamentos e demais produtos para a saúde no ambiente hospitalar e outros serviços de atenção à saúde, sua estrutura e organização, contribuindo assim com a melhoria da qualidade da assistência prestada aos pacientes.

Pesquisa clínica, ensaio clínico ou estudo clínico são termos utilizados para denominar o processo de investigação científica envolvendo testes de novos medicamentos, produtos para a saúde ou procedimentos em seres humanos; objetivando descobrir ou verificar os efeitos farmacodinâmicos, farmacológicos, clínicos e/ou outros efeitos dos produtos e/ou identificar reações adversas em investigação, com o objetivo de averiguar sua segurança e/ou eficácia, deve ser acompanhada por um farmacêutico.

Farmacovigilância

Segundo a Anvisa, farmacovigilância é definida como *"a ciência e atividades relativas à identificação, avaliação, compreensão e prevenção de efeitos adversos ou quaisquer problemas relacionados ao uso de medicamentos"*.

Cabe à farmacovigilância identificar, avaliar e monitorar a ocorrência dos eventos adversos relacionados ao uso dos medicamentos comercializados no mercado brasileiro, com o objetivo de garantir que os benefícios relacionados ao uso desses produtos sejam maiores que os riscos por eles causados. Para execução das ações de farmacovigilância, faz-se necessária a coleta de informações junto aos profissionais diretamente envolvidos com o medicamento no ambiente hospitalar (OMS, 2005).

Tecnovigilância

Segundo a Anvisa: **"é o sistema de vigilância de eventos adversos e queixas técnicas de produtos para a saúde na fase de pós-comercialização, com vistas a recomendar a adoção de medidas que garantam a proteção e a promoção da saúde da população. A tecnovigilância visa à segurança de produtos para a saúde pós-comercialização (equipamentos, materiais, artigos médico-hospitalares, implantes e produtos para diagnóstico de uso *in vitro"*,** quanto a sua eficácia, adequação e uso.

Hemovigilância

É o conjunto de procedimentos de vigilância que abrange todo o ciclo do sangue, com o objetivo de obter e disponibilizar informações sobre os eventos adversos ocorridos nas suas diferentes etapas para prevenir seu aparecimento ou recorrência, melhorar a qualidade dos processos e produtos e aumentar a segurança do doador e receptor.

Centro de informações de medicamentos (CIM)

Alguns autores definem como unidades operacionais que proporcionam informação técnica e científica sobre medicamentos de maneira objetiva, contando com base de dados. Farmacêuticos capacitados que geram informação, com a função essencial de seleção e sistematização de informações atualizadas sobre medicamentos, de maneira a responder a demandas dos membros da equipe de saúde, colaboradores, pacientes e cuidadores, visando promover o uso racional. Há autores que questionam a sua validade, tendo em vista a existência de inúmeros programas informatizados, com bancos de dados atualizados diariamente. No entanto nada substitui a avaliação do profissional farmacêutico na informação ofertada oferecendo respostas individualizadas. Uma de sua principal função e oferecer apoio a Comissão de Farmácia e Terapêutica.

Participação nas comissões hospitalares

As comissões hospitalares, assessoram, coordenam, supervisionam e estabelecem protocolos nos processos relacionados à assistência em saúde visando à melhoria dos cuidados oferecidos aos pacientes. Tem caráter multidisciplinar, participativo, composição, normas de atuação, metodologia e indicadores de desempenho de acordo com a especificidade de sua atuação. As comissões devem ser compostas por profissionais que tenham habilidades e competências, dentre outras: conviver em grupo, respeitar as diferenças de pensamentos, ideias, conceitos, domínio técnico do assunto a ser tratado, capacidade de comunicação, ouvinte antes de tecer comentários finais, poder de decisão, liderança, colaborador e, acima de tudo, ser ético.

Citaremos algumas comissões que justificam a participação de farmacêuticos, deixando claro que não se esgota a presença em outras que se fizerem necessárias de acordo com a política da instituição, assim como, a implantação de novas.

- *Comissão de farmácia e terapêutica (CFT)*

Seleciona os medicamentos que melhor atendam às necessidades terapêuticas dos pacientes que utilizam aquele hospital.

- *Comissão de licitação e parecer técnico*

Presente nos órgãos públicos, nos processos licitatórios, onde o farmacêutico elabora editais de compras e especificações técnicas; qualificação de fornecedores e dá o parecer técnico final na escolha das empresas vencedoras.

- *Comissão de controle de infecção hospitalar (CCIH)*

O farmacêutico é considerado parte fundamental na prevenção e controle das infecções hospitalares. Participa da elaboração do guia de utilização de antimicrobianos e do manual de germicidas; indicadores de controle de infecção, sensibilidade dos antimicrobianos, consumo e taxa de letalidade. Monitora as prescrições e a ocorrência de resistência microbiana e estabelece rotina de dispensação dos mesmos.

- *Comitê de ética em pesquisa*

Emite parecer ético sobre os projetos de pesquisa, principalmente quando esses envolvem a utilização de novos medicamentos, buscando conhecimento e aprimoramento contínuo sobre ensaios clínicos e legislação relacionada.

- *Comissão de terapia nutricional*

Garante a qualidade das nutrições enterais; auxilia na avaliação do estado nutricional do paciente; desenvolve e aplica plano terapêutico nutricional.

- *Comissão de terapia antineoplásica*

Garante a qualidade das preparações, atua no suporte da farmacoterapia e discussão de novos protocolos.

- *Comissão de avaliação de tecnologias*

Monitora e acompanha o desenvolvimento tecnológico dos produtos para a saúde, equipamentos e medicamentos.

- *Comissão de gerenciamento de resíduos de serviços de saúde*

Zela pelo adequado gerenciamento dos resíduos resultantes das atividades técnicas desenvolvidas nos serviços hospitalares, obedecendo às normas sanitárias, saúde ocupacional e meio ambiente.

- *Comissão de educação permanente*

Exerce atividades de ensino, por meio de programas educacionais e de formação, contribuindo para o desenvolvimento de recursos humanos na área da saúde.

- *Comissão de gerenciamento de riscos hospitalares*

Desenvolve ações de gerenciamento de riscos hospitalares, como detecção de reações adversas a medicamentos, queixas técnicas, problemas com produtos para a saúde, saneantes, *kits* diagnósticos e equipamentos, dentre outros.

- *Comissão de análise de prontuários*

Órgão de assessoria diretamente vinculado à direção geral do hospital, devendo manter estreita relação com a comissão de ética médica da unidade, com a qual deverá discutir os resultados das avaliações realizadas.

- *Comissão de revisão de óbito*

Compete a avaliação de todos os óbitos ocorridos na unidade, devendo, quando necessário, analisar laudos de necropsias realizados no Serviço de Verificação de Óbitos ou no Instituto Médico Legal.

- *Comissão interna de prevenção de acidentes ocupacionais*

Tem em vista a prevenção de acidentes e doenças decorrentes do trabalho, de acordo a tornar compatível com a preservação da vida e saúde do trabalhador.

- *Comissão de terapia transfusional*

Regulamenta e aprova procedimentos de hemoterapia para coleta, processamento, testagem, armazenamento, controle da qualidade do sangue, seus componentes e derivados.

- *Comissão intra-hospitalar de doação de órgãos e tecidos para transplante*

Responsável por organizar o hospital para que seja possível detectar possíveis doadores de órgãos e tecidos na instituição; viabiliza o diagnóstico de morte encefálica, conforme a Resolução do Conselho Federal de Medicina (CFM) sobre o tema; cria rotinas para oferecer aos familiares de pacientes falecidos no hospital a possibilidade da doação de córneas e outros tecidos; e articular-se com a Central de Transplante do estado para organizar o processo de doação e captação de órgãos e tecidos. Também responsável pela educação continuada dos funcionários da instituição sobre os aspectos de doação e transplantes de órgãos e tecidos; articulação com todas as unidades de recursos diagnósticos necessários para atender aos casos de possível doação; e capacitação dos funcionários do estabelecimento hospitalar para a adequada entrevista familiar de solicitação e doação de órgãos e tecidos.

- *Comissão de cuidados com a pele*

Órgão de assessoria com a finalidade o desenvolvimento de ações para a prevenção e tratamento de feridas, com o compromisso de oferecer qualidade na assistência e otimizar recursos.

- *Comissão de avaliação da dor*

Pesquisa, estuda, divulga as novas terapêuticas, diagnostica e trata a dor.

Mercado no Brasil

Segundo o Cadastro Nacional dos Estabelecimentos de Saúde do Brasil (CNES), do Ministério da Saúde, em outubro de 2018, existiam no Brasil: 968 hospitais especializados, 5.081 hospitais gerais e 660 hospitais dia; totalizando 6.709 hospitais.

Se levarmos em conta a Lei nº 13.021, de 8 de agosto de 2014 (que "dispõe sobre o exercício e a fiscalização das atividades farmacêuticas"); que em seu Art. 5º expressa: "no âmbito da assistência farmacêutica, as farmácias de qualquer natureza requerem, obrigatoriamente, para seu funcionamento, a responsabilidade e a assistência técnica de farmacêutico habilitado na forma da lei.", teremos que ter pelo menos um farmacêutico em cada farmácia hospitalar, sem contar com a assistência farmacêutica em todo o horário de funcionamento do estabelecimento, como determina a Lei. Sendo, portanto, um campo promissor de atuação.

As expectativas para o farmacêutico, no Brasil, no campo profissional, nesse século XXI, são várias e de grande abrangência, necessitando a diferenciação profissional e requisitos de mercado, tais como o aprimoramento e especialização nos vários campos de atuação. Passamos a elencar algumas dentro do mercado de trabalho, mais exigente a mudança do perfil do profissional dentro da área hospitalar.

Atividades clínicas dentro de hospitais – diretores e gestores estão em busca de profissionais da área para aumento da qualidade dos serviços prestados, além de cumprir com as exigências de acreditação (já citadas). Espera-se que por meio dessa modalidade se diminua os erros de medicações e prescrições desnecessárias e os consequentes custos com as terapias em que os medicamentos são essenciais aos tratamentos, também levando-se em conta o período de internação (com a diminuição há menor custo aos hospitais, menor risco de infecção e gastos com enfermagem, estada, etc.). Deixamos claro que as atividades clínicas do farmacêutico não funcionam adequadamente e nem isoladamente, na área hospitalar, necessitando de um bom gerenciamento na área de gestão.

O profissional precisa estar ligado às novas tecnologias, com a participação das redes sociais e corporativas por meio de *networking*. O mercado de trabalho exige hoje mais do que qualificação técnica (necessária), fluência de idiomas e formação acadêmica de qualidade, mas também conhecimentos, atitudes e habilidades de liderança.

A tendência atual é que a prática da atuação do farmacêutico se direcione primordialmente para o paciente, tendo os medicamentos, produtos para a saúde e gases medicinais como instrumentos de assistência humana às fases de uma doença que pode levar a cura ou que o faça viver o mais confortavelmente possível. O essencial é que se agreguem as novas tecnologias para a qualidade de vida dos pacientes, sejam elas no âmbito da hospitalização, assistência ambulatorial, hospital dia ou *home care*.

As ações devem se desenvolver em equipe, visando à segurança e eficácia dos tratamentos, assegurando melhor aderência, reduzindo as internações hospitalares e melhorando a qualidade de vida do paciente atendido, familiares e também de seus cuidadores.

O farmacêutico atuará sempre com respeito à vida humana, ao meio ambiente e à liberdade de consciência na dimensão ética determinada em todos os seus atos.

O importante é mudar, desde que seja para melhor, sem necessário agradar alguém em especial, mas evoluir em benefício do paciente, sempre.

■ Referências bibliográficas

■ Brasil. Agência Nacional de Vigilância Sanitária. Gestão de riscos e investigação de eventos adversos relacionados à assistência à saúde. Brasília: Anvisa, 2017.

■ Brasil. Agência Nacional de Vigilância Sanitária. Resolução RDC nº 306, de 7 de dezembro de 2004. Dispõe sobre o regulamento técnico para o gerenciamento de resíduos de serviços de saúde. Diário Oficial da União, Brasília (DF); 10 de dezembro de 2014.

■ Brasil. Conselho Federal de Farmácia. Resolução nº 386, de 12 de novembro de 2002. Dispõem sobre as atribuições, do farmacêutico no âmbito da assistência domiciliar em equipes multidisciplinares. Diário Oficial da União, Brasília (DF); 16 de dezembro de 2002.

■ Brasil. Conselho Federal de Farmácia. Resolução nº 470, de 28 de março de 2008. Regula as atividades do farmacêutico em gases e misturas de uso terapêutico e para fins de diagnóstico. Diário Oficial da União, Brasília (DF); 11 de abril de 2008.

■ Brasil. Conselho Federal de Farmácia. Resolução nº 568, de 6 de dezembro de 2012. Dá nova redação aos artigos 1º ao 6º da Resolução/CFF nº 492, de 26 de novembro de 2008, que regulamenta o exercício profissional nos serviços de atendimento pré-hospitalar, na farmácia hospitalar e em outros serviços de saúde, de natureza pública ou privada. Diário Oficial da União, Brasília (DF); 7 de dezembro de 2012.

■ Brasil. Conselho Federal de Farmácia. Resolução nº 572, de 25 de abril de 2013. Dispõe sobre a regulamentação das especialidades farmacêuticas, por linhas de atuação. Diário Oficial da União, Brasília (DF); 6 de maio de 2013.

■ Brasil. Conselho Federal de Farmácia. Resolução nº 596, de 21 de fevereiro de 2014. Dispõe sobre o Código de Ética Farmacêutica, o Código de Processo Ético e estabelece as infrações e as regras de aplicação das sanções disciplinares. Diário Oficial da União, Brasília (DF); 25 de março de 2014.

■ Brasil. Ministério da Saúde. Agência Nacional de Vigilância Sanitária. Resolução RDC nº 36, de 25 de julho de 2013. Institui ações para a segurança do paciente em serviços de saúde e dá outras providências. Diário Oficial da União, Brasília (DF); 26 de julho de 2013.

■ Brasil. Ministério da Saúde. Conselho Nacional de Saúde. Resolução nº 338, de 6 de maio de 2004. Aprovar a Política Nacional de Assistência Farmacêutica. Diário Oficial da União, Brasília (DF); 20 de maio de 2004.

- Brasil. Ministério da Saúde. Gabinete do Ministro. Portaria nº 3.916, de 30 de outubro de 1998. Aprova a política nacional de medicamentos. Diário Oficial da União, Brasília (DF); 10 de novembro de 1998.
- Brasil. Presidência da República. Casa Civil. Subchefia para Assuntos Jurídicos. Lei nº 5.991, de 17 de dezembro de 1973. Dispõe sobre o Controle Sanitário do Comércio de Drogas, Medicamentos, Insumos Farmacêuticos e Correlatos, e dá outras Providências. Diário Oficial da União, Brasília (DF); 19 de dezembro de 1973.
- Brasil. Presidência da República. Casa Civil. Subchefia para Assuntos Jurídicos. Lei nº 13.021, de 8 de agosto de 2014. Dispõe sobre o exercício e a fiscalização das atividades farmacêuticas. Diário Oficial da União, Brasília (DF); 8 de agosto de 2014.
- Canadian Council on Health Services Accreditation. http://accreditation.ca/intl-en/ Acesso em 18 de novembro de 2018.
- Carvalho FD, Capucho HC, Bisson MP. Farmacêutico Hospitalar – conhecimentos, habilidades e atitudes. Barueri: Manole; 2014.
- Comissão Assessora de Farmácia Hospitalar. Cartilha Farmácia Hospitalar. Conselho Regional de Farmácia do Estado de São Paulo. São Paulo, 3ª. ed. 2017.
- Datasus Tecnologia da Informação a Serviço do SUS – CNES (Cadastro Nacional de Estabelecimentos de Saúde) – Estabelecimentos por tipo – Brasil. www.tabnet.datasus.gov.br/cgi/tabcgi.exe?cnes/cnv/estabbr.def Acesso em 10 de dezembro de 2018.
- Escola EDTI – Entenda o que é acreditação hospitalar e suas vantagens. www.escolaedti.com.br/entenda-o-que-e-acreditacao-hospitalar-e-suas-vantagens/ Acesso em 10 de novembro de 2018.
- Faxon N. *apud* Antunes JLF. Hospital: instituição e história social. São Paulo: Letras & letras; 1991.
- Ferracini FT, Borges Filho WM. Prática farmacêutica no ambiente hospitalar: do planejamento à realização. 2ª ed. São Paulo: Atheneu; 2010.
- FNQ – Fundação Nacional da Qualidade <www.fnq.org.br> Acesso em 4 de novembro de 2018.
- HIMSS – Healthcare Information and Management Systems Society. http://www.himss.org. Acesso em 23 de novembro de 2018.
- JCI – Joint Commission International. www.jointcommissioninternational.org Acesso em 9 de novembro de 2018.
- NIAHO – National Integrated Accreditation for Healthcare Organizations www.dnvgl.com.br/services/dias-niaho-74666. Acesso em 2 de dezembro de 2018.
- Novaes MRCG, Souza NNR, Néri EDR, Carvalho FD, Bernardinho HMOM, Marcos JF, org. Guia de boas práticas em farmácia Hospitalar e serviços de saúde. São Paulo: Ateliê Vide o Verso; 2009.
- ONA – Organização Nacional de Acreditação – Acreditação. www.ona.org.br/Pagina/27/O-que-e-Acreditacao. Acesso em 9 de novembro de 2018.
- Pereira LRL. Farmácia Clínica no Brasil: a formação de um profissional capacitado e seu impacto na construção de uma Assistência Farmacêutica de qualidade no Sistema Único de Saúde. Universidade de São Paulo. Faculdade de Ciências Farmacêuticas de Ribeirão Preto. Tese [Livre Docência]; Ribeirão Preto, 2013.
- Rodrigues ML, Tuma IL. Certificação em Farmácia Hospitalar. Encarte Revista Pharmacia Brasileira. Conselho Federal de Farmácia Ano XII, Número 82 junho/julho/agosto 2011.
- Santos GAA. Gestão de Farmácia Hospitalar. São Paulo: Editora Senac São Paulo; 2006.
- Sociedade Brasileira de Farmácia Hospitalar e Serviços de Saúde – SBRAFH – Padrões Mínimos para Farmácia Hospitalar e Serviços de Saúde. 3ª ed. São Paulo, 2017.
- Werneck VR. Sobre o processo de construção do conhecimento: o papel do ensino e da pesquisa. Ensaio: aval. pol. públ. Educ., Rio de Janeiro, v. 14, n. 51, p. 173-196, jun. 2006. www.scielo.br/pdf/ensaio/v14n51/a03v1451.pdf. Acesso em 10 de dezembro de 2018.

■ Sites de interesse

- Abrasco – Associação Brasileira de Saúde Coletiva – www.abrasco.org.br
- Anvisa – Agência Nacional de Vigilância Sanitária – www.portal.anvisa.gov.br
- APHANET – American Pharmacists Association – www.aphanet.org
- ASHP – American Society of Health-System Pharmacists – www.ashp.org
- Aspen – American Society for Parenteral and Enteral Nutrition – www.clinnutr.org
- CFF – Conselho Federal de Farmácia (CFF) – www.cff.org.br
- CFM – Conselho Federal de Medicina (CFM) – www.portal.cfm.org.br
- DOU – Diário Oficial da União (DOU) – www.imprensanacional.gov.br
- European Journal of Clinical Pharmacy: Atención Farmacêutica – www.farmclin.com
- Farmácia Hospitalar – www.farmaciahospitalar.com
- FDA – Food and Drug Administration – www.fda.gov
- Fenafar – Federação Nacional dos Farmacêuticos – www.fenafar.org.br
- Fiocruz – Fundação Oswaldo Cruz – http://portal.fiocruz.br
- FIP – International Pharmaceutical Federation – www.fip.nl
- Health Canada – www.hc-sc.gc.ca/hpb/drugs-dpd/searcheng.html
- IACP – International Academy of Compounding Pharmacists – www.iacprx.org
- Infomed Drug Guide – www.infomed.org/100drugs/index.html
- Medline Plus – Health Topics – www.medlineplus.gov/healthtopics.html
- Medscape – www.medscape.com
- Ministério da Saúde – http://portalms.saude.gov.br
- OMS – Organização Mundial da Saúde – www.who.int
- ONA – Organização Nacional de Acreditação – www.ona.org.br
- OPAS – Organização Pan-Americana da Saúde – www.paho.org/bra
- Ordem dos Farmacêuticos de Portugal – www.ordemfarmaceuticos.pt
- PDA – Parenteral Drug Association – www.pda.org
- SBFTE – Sociedade Brasileira de Farmacologia e Terapêutica Experimental – www.sbfte.org.br
- SBRAFH – Sociedade Brasileira de Farmácia Hospitalar e Serviços de Saúde – www.sbrafh.org
- SEFH – Sociedad Española de Farmacia Hospitalaria – www.sefh.es
- SOBRAFO – Sociedade Brasileira de Farmacêuticos em Oncologia – www.sobrafo.org.br
- WHO – Collaborating Centre for Drug Statistics Methodology – www.whocc.no

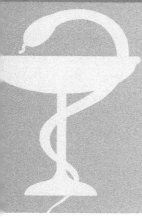

Farmácia Magistral

Paulo Roberto Regazi Minarini • Marcelo Dutra Duque

■ Introdução

A profissão farmacêutica no Brasil é regulamentada pelo Conselho Federal de Farmácia (CFF), criado pela Lei nº 3.820, de 11 de novembro de 1960. A fiscalização, registro e habilitação do profissional farmacêutico fica a cargo dos Conselhos Regionais. De acordo com a Resolução do CFF nº 572, de 25 de abril de 2013, o farmacêutico pode atuar nas áreas de alimentos, análises clínico-laboratoriais, educação, farmácia, farmácia hospitalar e clínica, farmácia industrial, gestão, práticas integrativas e complementares, saúde pública e toxicologia, sendo, consideradas, para fins de registro, 135 especialidades. Dentre as possíveis áreas de atuação, encontra-se a farmácia de manipulação ou magistral. De acordo com a Resolução do CFF nº 357/2001, a manipulação é o *"conjunto de operações farmacotécnicas, realizadas na farmácia, com a finalidade de elaborar produtos e fracionar especialidades farmacêuticas"*.

Para melhor entender a atuação do profissional farmacêutico nesse tipo de estabelecimento, é preciso conhecer algumas definições. A Lei nº 13.021, de 8 de agosto de 2014, traz as seguintes definições: *"farmácia sem manipulação ou drogaria: estabelecimento de dispensação e comércio de drogas, medicamentos, insumos farmacêuticos e correlatos em suas embalagens originais; farmácia com manipulação: estabelecimento de manipulação de fórmulas magistrais e oficinais, de comércio de drogas, medicamentos, insumos farmacêuticos e correlatos, compreendendo o de dispensação e o de atendimento privativo de unidade hospitalar ou de qualquer outra equivalente de assistência médica"*. Outras importantes definições aparecem na Resolução da Diretoria Colegiada RDC nº 67, de 8 de outubro de 2007, da Agência Nacional de Vigilância Sanitária (Anvisa), a saber: *"preparação magistral: é aquela preparada na farmácia, a partir de uma prescrição de profissional habilitado, destinada a um paciente individualizado, e que estabeleça em detalhes sua composição, forma farmacêutica, posologia e modo de usar; preparação oficinal: é aquela preparada na farmácia, cuja fórmula esteja inscrita no Formulário Nacional ou em Formulários Internacionais reconhecidos pela Anvisa"*.

Frente a esse panorama, os farmacêuticos que desejarem atuar em manipulação deverão possuir sólidos conhecimentos de farmacotécnica e também conhecer as características do princípio ativo e também dos excipientes com os quais irá trabalhar, para elaborar medicamentos eficazes e seguros. A atualização constante faz parte da vida de qualquer profissional, notadamente daqueles que desejam se destacar realizando um trabalho ético e de excelência. A rotina do profissional farmacêutico em uma farmácia de manipulação dependerá, em boa parte, da função exercida por tal e que é baseada nas Boas Práticas de Manipulação de Preparações Magistrais e Oficinais para Uso Humano em Farmácias, estabelecidas pela Resolução RDC nº 67, de 8 de outubro de 2007, da Anvisa. A Tabela 8.1 apresenta os grupos de atividades que podem ser desenvolvidas pela farmácia de manipulação.

Tabela 8.1 – Atividades desenvolvidas pela Farmácia

Grupos	Atividades/natureza dos insumos manipulados
I	Manipulação de medicamentos a partir de insumos/matérias primas, inclusive de origem vegetal.
II	Manipulação de substâncias de baixo índice terapêutico.
III	Manipulação de antibióticos, hormônios, citostáticos e substâncias sujeitas a controle especial.
IV	Manipulação de produtos estéreis.
V	Manipulação de medicamentos homeopáticos.
VI	Manipulação de doses unitárias e unitarização de dose de medicamentos em serviços de saúde.

Fonte: Adaptada de RDC nº 67, de 8 de outubro de 2007, da Anvisa.

A RDC nº 67/2007, da Anvisa, é dividida em oito anexos, da qual, o Anexo I trata da *"Boas Práticas de Manipulação em Farmácia"*, estabelecendo *"os requisitos mínimos de Boas Práticas de Manipulação em Farmácias (BPMF) a serem observados na manipulação, conservação e dispensação de preparações magistrais, oficinais, bem como para aquisição de matérias-primas e materiais de embalagem"*.

Com base ainda nas boas práticas, um bom profissional deverá manter uma documentação detalhada, organizada e de fácil acesso. Devem estar presentes, por exemplo, os Procedimentos Operacionais Padrão (POPs), de diferentes categorias, registro completo das preparações obtidas, com a data e pessoa responsável pela manipulação do produto, para fins de rastreabilidade, arquivos das prescrições ou suas cópias, quando for o caso, realização de autoinspeção ou auditorias, para garantia da qualidade, com registro das atividades realizadas. O controle de qualidade previsto na legislação vigente deverá ser realizado por profissional capacitado ou terceirizado para alguma empresa da área.

Toda a estruturação de uma farmácia de manipulação deve ser baseada nas normas vigentes e com auxílio de um farmacêutico para que sejam observadas as dinâmicas presentes nesse ambiente, incluindo a estocagem de matéria-prima, manipulação de formas farmacêuticas sólidas, líquidas e semissólidas, sistema de purificação de água, controle de qualidade, vidraria (Figura 8.1) e compra de material. Para substâncias sujeitas a controle, deve-se observar também a Portaria SVS/MS nº 344, de 12 de maio de 1998, que "*Aprova o Regulamento Técnico de substâncias e medicamentos sujeitos a controle especial*", e suas atualizações.

Figura 8.1 – Exemplos de vidraria utilizada em farmácia de manipulação.

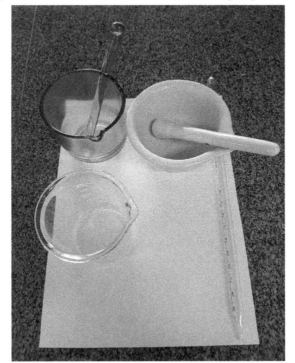

Fonte: Autor.

Estabelecer um fluxograma de atuação é também de extrema relevância, uma vez que cria uma rotina para os funcionários do estabelecimento. A paramentação e a utilização correta de equipamentos de proteção individual (EPIs), tais como máscara, gorro, luvas, óculos de proteção (Figura 8.2), além de jaleco e propé, devem estar previstos nos POPs.

Figura 8.2 – Principais EPIs utilizados em farmácia de manipulação.

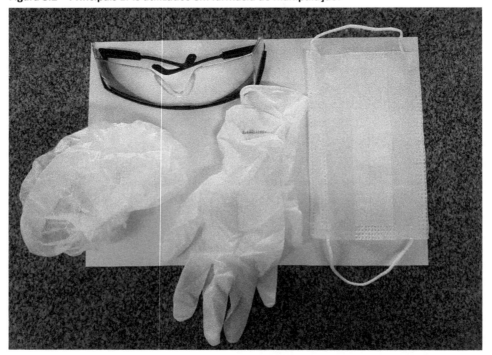

Fonte: Autor.

A qualificação dos fornecedores de insumos também é uma etapa de extrema importância para o bom funcionamento de uma farmácia de manipulação, com a guarda da documentação apresentada pelos fornecedores/fabricantes. Além disso, de acordo com a RDC nº 67/2007, as matérias-primas obtidas devem passar, no mínimo, pelos testes de características organolépticas, solubilidade, pH, peso, volume, ponto de fusão e densidade, quando de seu recebimento.

Para a dispensação dos medicamentos manipulados, caberá também ao farmacêutico orientar os pacientes com relação ao uso correto, armazenamento e prazo de validade. As prescrições deverão ser carimbadas com o nome do estabelecimento e deve-se adicionar um número de controle interno, além da data da entrega do produto ao paciente.

■ Descrição da área de atuação

A Resolução do CFF nº 467, de 28 de novembro de 2007, *"Define, regulamenta e estabelece as atribuições e competências do farmacêutico na manipulação de medicamentos e de outros produtos farmacêuticos"*, trazendo, em seu Anexo I, cinco capítulos.

O Capítulo I trata *"Das disposições preliminares"*, descrevendo pontos importantes sobre a área de atuação do profissional farmacêutico em farmácias de manipulação, como por exemplo, ser de competência privativa deste profissional todo o processo de manipulação de medicamentos e de todos os produtos farmacêuticos. Além disso, o farmacêutico é responsável pela garantida da qualidade, por avaliar a infraestrutura da farmácia e pela manipulação de cosméticos.

Os demais capítulos dessa Resolução tratam das condições gerais das atividades do farmacêutico (Capítulo II), da assistência farmacêutica (Capítulo III), da avaliação da prescrição (Capítulo IV) e da dispensação (Capítulo V). Dessa forma, de acordo com a Resolução do CFF nº 467/2007, a atuação do farmacêutico em farmácias magistrais, não se restringe somente à manipulação de medicamentos e cosméticos, abrangendo outras atividades também importantes como a assistência farmacêutica, incluindo a avaliação da prescrição, a dispensação, orientação sobre uso e quaisquer outras informações sobre os produtos manipulados.

De acordo com a RDC nº 67/2007, da Anvisa, na área de manipulação, o farmacêutico pode atuar na manipulação de medicamentos fitoterápicos (origem vegetal), antibióticos, hormônios, citostáticos, medicamentos controlados, produtos estéreis como os injetáveis, além dos medicamentos homeopáticos. Essas atividades estão divididas em grupos, conforme apresentado na Tabela 8.1, podendo o farmacêutico, numa mesma farmácia de manipulação, exercer atividades de mais de um dos grupos, desde que existam condições de infraestrutura, obedecendo a todos os requisitos descritos nessa Resolução.

Desse modo, compreende-se que dentro da área de manipulação, existem diversas atividades que devem ser exercidas por farmacêutico, sendo essa uma área de atuação bastante abrangente.

■ Cenário atual de mercado no Brasil

A Anfarmag (Associação Nacional de Farmacêuticos Magistrais) publica, desde 2016, O Panorama Setorial Anfarmag. A edição de 2018, traz diversas informações sobre o cenário atual do mercado de manipulação farmacêutica no Brasil. Tal Panorama destaca o aumento de 8,8% no número de estabelecimentos de janeiro de 2014 a abril de 2018, durante período de crise econômica.

Ainda de acordo com o Panorama Setorial Anfarmag 2018, o segmento magistral é composto, principalmente por pequenas e médias empresas, com faturamento médio anual de cerca de 700 mil reais. É relatado também nessa publicação melhoria no número de pessoas empregadas nesse setor durante os anos de 2014 e 2017, além de aumento no salário médio dos profissionais dessa área.

Sobre os profissionais atuantes em manipulação, o Panorama traz a formação dos mesmos, sendo muitos com graduação, mestrado e doutorado. A publicação aponta outro dado importante, que é grande a presença das mulheres nesse setor, estando no comando de 71% das farmácias de manipulação.

O setor magistral compreende uma importante área de atuação do farmacêutico, com grande resistência à crise econômica, bom faturamento e grande potencial para geração de empregos e expansão.

■ Referências bibliográficas

- Lei nº 3.820, de 11 de novembro de 1960. Cria o Conselho Federal e os Conselhos Regionais de Farmácia, e dá outras providências.
- Resolução CFF nº 572, de 28 de abril de 2013. Dispõe sobre a regulamentação das especialidades farmacêuticas, por linhas de atuação.
- Resolução CFF nº 357, de 20 de abril de 2001. Aprova o regulamento técnico das Boas Práticas de Farmácia.
- Lei nº 13.021, de 8 de agosto de 2014. Dispõe sobre o exercício e a fiscalização das atividades farmacêuticas.
- Resolução RDC Anvisa nº 67, de 8 de outubro de 2007. Dispõe sobre Boas Práticas de Manipulação de preparações magistrais e oficinais para uso humano em farmácias.
- Portaria SVS/MS nº 344, de 12 de maio de 1998. Aprova o Regulamento Técnico sobre substâncias e medicamentos sujeitos a controle especial.
- Resolução CFF nº 467, de 28 de novembro de 2007. Define, regulamenta e estabelece as atribuições e competências do farmacêutico na manipulação de medicamentos e de outros produtos farmacêuticos.
- Conselho Federal de Farmácia, Guia prático do farmacêutico magistral. Brasília: Conselho Federal de Farmácia, 2017. 16p.
- Anfarmag, Panorama Setorial 2018 – Dados socioeconômicos das farmácias de manipulação, 2018. 23p.

■ Sites ou links de interesse

- Anfarmag – Associação Nacional dos Farmacêuticos Magistrais – http://www.anfarmag.com.br/
- Grupo de Trabalho sobre Farmácia Magistral – CFF – https://www.gtmagistral.com.br/

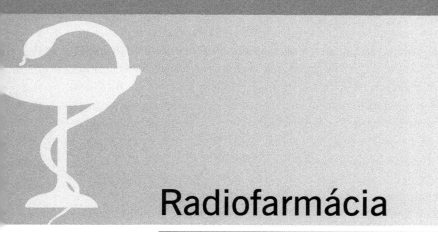

Radiofarmácia

Ralph Santos-Oliveira

A radiofarmácia ou farmácia nuclear é a especialidade farmacêutica responsável pela produção, manipulação e dispensação de radiofármacos. Embora a radiofarmácia possa se apresentar, algumas vezes, como uma novidade, no cenário brasileiro, sua regulamentação é bastante antiga e sua definição remonta a década de 1950.

O primeiro uso dos radiofármacos, matéria prima principal, mas não exclusiva da radiofarmácia, em humanos, ocorreu em 1927, quando Blumgart e Yens mediram a circulação humana após injeção de uma solução salina exposta ao radônio. Mais tarde, em 1938, Hertz e colaboradores usaram o Iodo-131 para estudos da função tireoidiana, inaugurando assim, o uso sistemático dos radiofármacos na clínica médica.

No Brasil, a regulamentação só ocorreu em 2008/2009, com a publicação da Resolução nº 486/2008, do Conselho Federal de Farmácia (CFF), na qual se atribuíram as competências do Farmacêutico em radiofarmácia e as Resoluções de Diretoria Colegiada (RDC) da Agência Nacional de Vigilância Sanitária (Anvisa), RDC nº 38/08, RDC nº 63/09 e RDC nº 64/09.

Na resolução CFF nº 486/2008 fica explicitado às competências do farmacêutico no campo da radiofarmácia, em especial, no que tange as funções privativas do mesmo. Assim, as atribuições tais como: i) Realização das preparações farmacêuticas nas suas diversas apresentações; ii) Produção em indústrias, hospitais, clínicas, centros de medicina nuclear, centros de imagem e radiofarmácias centralizadas; iii) Controle de qualidade de radiofármacos (radionuclídico, radioquímico, biológico, microbiológico e farmacológico) em indústrias, hospitais, clínicas, centros de medicina nuclear, centros de imagem e radiofarmácias centralizadas; iv) Garantia da qualidade em indústrias, hospitais, clínicas, centros de medicina nuclear, centros de imagem e radiofarmácias centralizadas; v) Fracionamento de radiofármacos em doses unitárias ou individualizadas; vi) Armazenamento, distribuição e dispensação de radiofármacos por meio do sistema coletivo ou de doses individualizadas e unitárias; vii) Ensaios de equivalência farmacêutica e bioequivalência com radiofármacos genéricos e similares; viii) Responsabilidade técnica e desempenho de funções especializadas em empresas de produção, comercialização, importação, exportação, distribuição ou em instituições de pesquisa que produzam radiofármacos, são tidas como privativas do farmacêutico e dessa forma, só por ele podem ser desempenhadas.

Em 2009, à luz dos avanços e debates ocorridos em 2008, a Anvisa edita e publica a RDC nº 64/2009, que dispõe então sobre o registro de radiofármacos. É nessa RDC que fica estabelecido o conceito atualmente aceito para radiofármacos, o qual, de acordo com a resolução é:

> *"radiofármacos: são preparações farmacêuticas com finalidade diagnóstica ou terapêutica que, quando prontas para o uso, contêm um ou mais radionuclídeos. Compreendem também os componentes não radioativos para marcação e os radionuclídeos, incluindo os componentes extraídos dos geradores de radionuclídeos;"*
> *RDC Anvisa nº 63/2009*

A RDC nº 63/2009, da Anvisa, conseguiu estabelecer definições primordiais ao reconhecimento da Radiofarmácia como especialidade farmacêutica e, em aditamento corroborou a Resolução CFF nº 486, em especial no que tange a atuação privativa do farmacêutico.

Contudo, anterior a RDC nº 63/2009, a mesma Anvisa, editou e publicou, a RDC 38/2008, a qual dispunha sobre a instalação e o funcionamento de Serviços de Medicina Nuclear *in vivo* e de maneira direta determinava o funcionamento de um dos seguimentos da radiofarmácia que é a radiofarmácia hospitalar.

Todavia, no artigo 6.7 da RDC nº 38/2008, a redação dada ao mesmo, criou a possibilidade de um mau entendimento da norma, em particular no tocante a uma área tão sensível como a responsabilidade técnica, visto que o artigo 6.7 explicitava que:

> *"A responsabilidade técnica pela preparação e administração de radiofármacos é de responsabilidade de profissionais com formação superior na área da saúde, com registro no respectivo conselho de*

classe, de acordo com competências profissionais definidas na legislação vigente."
RDC Anvisa nº 38/2008

A redação publicada não explicitou a necessidade do farmacêutico e seu entendimento ficou vago e impreciso, levando a distorções de sua aplicação. Esse fato foi corrigido, somente em 2013, com a publicação da Nota Técnica 067/2013 a qual, então sanou em definitivo qualquer possibilidade de desentendimento sobre o supracitado artigo (Figura 9.1).

Figura 9.1 – Nota Técnica 067/2013 da Agência Nacional de Vigilância Sanitária.

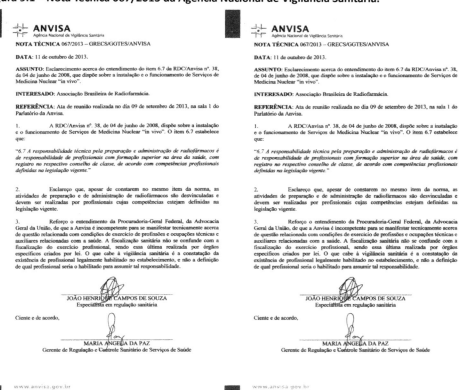

Por fim, de modo a pacificar e estabelecer a Radiofarmácia e/ou a Farmácia Nuclear como um ramo privativo do farmacêutico o Ministério do Trabalho, publicou em 2013, a nova redação da CBO (Classificação Brasileira de Ocupações) na qual no item 2.234, subitem 2.234-45 ele inclui o farmacêutico em radioisótopos, farmacêutico nuclear e radiofarmacêutico.

Figura 9.2 – Classificação Brasileira de Ocupações, Ministério do Trabalho (MTE), 2018.

2234-45 - Farmacêutico hospitalar e clínico
Farmacêutico clínico, Farmacêutico clínico domiciliar, Farmacêutico clínico em cardiologia, Farmacêutico clínico em cuidados paliativos, Farmacêutico clínico em famarcocinética clinica, Farmacêutico clínico em farmacovigilância, Farmacêutico clínico em geriatria, Farmacêutico clínico em hematologia, Farmacêutico clínico em oncologia, Farmacêutico clínico em pediatria, Farmacêutico clínico em reumatologia, Farmacêutico clínico em terapia antineoplásica, Farmacêutico em assistência domiciliar, Farmacêutico em cuidados paliativos, Farmacêutico em gases e misturas de usos terapêuticos, Farmacêutico em homecare, Farmacêutico em homoderivados, Farmacêutico em nutrição parenteral, Farmacêutico em pesquisas clínicas, Farmacêutico em radioisótopos, Farmacêutico nuclear, Farmacêutico pré-hospitalar em serviços de urgência e emergência, Radiofarmacêutico

Descrição Sumária

Realizam ações específicas de dispensação de produtos e serviços farmacêuticos. Podem produzir esses produtos e serviços em escala magistral e industrial. Também realizam ações de controle de qualidade de produtos e serviços farmacêuticos, gerenciando o armazenamento, distribuição e transporte desses produtos. Desenvolvem produtos e serviços farmacêuticos, podem coordenar políticas de assistência farmacêutica e atuam na regulação e fiscalização de estabelecimentos, produtos e serviços farmacêuticos. Realizam análises clínicas, toxicológicas, físico-químicas, biológicas, microbiológicas e bromatológicas. Podem realizar pesquisa sobre os efeitos de medicamentos e outras substâncias sobre órgãos, tecidos e funções vitais dos seres humanos e dos animais.

■ Divisões da radiofarmácia

Embora a Radiofarmácia apresente um espectro grande de atuação, de modo geral, podemos dividir a sua atuação em três ramos distintos, a saber: hospitalar, industrial e centralizada.

■ Radiofarmácia hospitalar

A radiofarmácia hospitalar engloba o ramo da radiofarmácia responsável pela produção e manipulação de radiofármacos em ambiente hospitalar. Nesse sentido, cabe esclarecer a diferença entre produção e manipulação.

> *"Manipulação: conjunto de operações farmacotécnicas, com a finalidade de elaborar preparações magistrais e oficinais e fracionar especialidades farmacêuticas para uso humano. "*
> *RDC Anvisa nº 38/2008*

> *"Produção: todas as operações envolvidas no preparo de determinado medicamento, desde o recebimento dos materiais do almoxarifado, passando pelo processamento e embalagem, até a obtenção do produto terminado".*
> *RDC Anvisa nº 17/2010*

O leitor deve estar se perguntando como que na radiofarmácia hospitalar pode haver tanto produção como manipulação? Isso é rapidamente esclarecido: devido aos avanços tecnológicos dos últimos anos, pode-se, atualmente, instalar-se *baby* cíclotrons em ambientes hospitalares. Esses aceleradores produzem material radioativo que então são aplicados *in loco* ao paciente.

Assim, o radiofarmacêutico hospitalar pode atuar tanto manipulando quanto produzindo em escala semi-industrial radiofármacos em ambiente hospitalar. Diferentemente da farmácia hospitalar nos moldes que conhecemos, a radiofarmácia expande e inova na possibilidade de produzir e manipular em um mesmo ambiente, aumentando dessa maneira o escopo das atividades a serem desenvolvidas pelo farmacêutico que atua na área de radiofarmácia.

Mister se faz ressaltar, que os radiofármacos produzidos e manipulados nas radiofarmácias hospitalares, são, em sua, grande maioria, estéreis, com exceção dos líquidos e sólidos orais, como as cápsulas de iodo (I-131). Dessa maneira é imprescindível que se trabalhe sobre condições de assepsia e esterilidade, assim como em ambientes controlados e seguindo os preceitos de sala limpa. A adoção dessas práticas assegura a eficácia e segurança do radiofármacos dispensados ao paciente.

Outro aspecto importante é a correta paramentação dos funcionários. É de crucial importância que os profissionais que atuem na área de radiofarmácia hospitalar estejam rigorosamente paramentados, de modo a manter a assepsia do produto assim como de modo a evitar/coibir a contaminação do funcionário com material radioativo (radiofármaco).

Nesse sentido, cabe salientar que além das boas práticas de manipulação, é de vital importância que a radiofarmácia hospitalar cumpra, precisamente, todos os preceitos de proteção radiológica (radioproteção). Assim, a monitorização da dose individual e ambiental, são fundamentais para o trabalho com radiofármacos e deve ser estudado por qualquer indivíduo que venha a assumir uma posição junto a radiofarmácia hospitalar.

Uma vez esclarecido os pontos que poderiam suscitar dúvidas, partamos para a atuação do farmacêutico propriamente dita.

No ambiente da radiofarmácia hospitalar ou farmácia nuclear hospitalar, o farmacêutico atua como responsável técnico, devidamente registrado junto ao Conselho Regional de Farmácia, assim como é responsável pela execução das seguintes tarefas:

- Produção, manipulação, fracionamento e dispensação dos radiofármacos;
- Controle de qualidade dos radiofármacos dispensados;
- Assistência farmacêutica em radiofarmácia;

- Radiofarmácia clínica;
- Farmacovigilância de radiofármacos.

Dada à quantidade de tarefas e sua complexidade, o farmacêutico nunca atua sozinho, sendo parte integrante de uma equipe de farmacêuticos que atuam na radiofarmácia hospitalar, a exemplo do que ocorre nas farmácias hospitalares.

É importante ressaltar, que embora seja previsto o acúmulo de funções, é necessário à atuação do farmacêutico com independência e autonomia técnica administrativa, portanto, é importante que a cada função seja desempenhada, quando possível, por farmacêuticos diferentes. Com ressalva, para a produção e controle de qualidade, que deve (é obrigatório) ser desempenhada por farmacêuticos diferentes, não podendo, sob hipótese alguma, haver acúmulo dessas funções pelo mesmo farmacêutico.

■ Radiofarmácia industrial

A radiofarmácia industrial engloba uma importante área de atuação do farmacêutico (radiofarmacêutico) e prevê a produção em escala industrial, com lotes grandes e não dispensados de forma unitária, ou seja, o fracionamento e dispensação (em respeito à prescrição médica) ocorrerão somente na radiofarmácia hospitalar. As doses distribuídas serão dispensadas na forma de batelada.

Por ser um ambiente industrial a quantidade de doses produzidas, respeita o escalonamento industrial e, portanto, costuma operar em grandes lotes, de modo a suprir uma demanda local (regional, nacional ou internacional, a depender do produto). Dada a quantidade de radiofármacos produzidos, ou seja, a quantidade e variedade de lotes em uma linha de produção pode ser bastante expressiva, a quantidade e variabilidade (gama, alfa ou beta) de radiação costuma ser grande também. Dessa forma, a exemplo da radiofarmácia hospitalar, a observância de todos os preceitos de proteção radiológica é fundamental.

A produção de radiofármacos em indústrias ocorre seguindo um planejamento e de acordo com a demanda. A demanda pode ser diária, semanal ou mensal. O que vai definir isso é o tipo de radiofármaco produzido. De modo geral, radiofármacos de meia-vida curta ou ultracurta (como 18-FDG ou o 15-O, dentre outros) são planejados diariamente. Por sua vez, radiofármacos de meia vida média ou longa (99mTc, 153-Sm, 131-I, 223-Ra) são planejados de modo mensal ou anual.

Em sua maioria, os radiofármacos são soluções estéreis e, portanto, a produção ocorre seguindo os preceitos de uma produção de medicamentos estéreis seguindo todas as normas concernentes ao tema, tais como: fluxo unidirecional, setores segregados, confecção de procedimentos operacionais padrão para todos os processos, validação de processo dentre outros, conforme exemplificado na Figura 9.3.

Figura 9.3 – Modelo planta baixa fabril de indústria de radiofármacos.

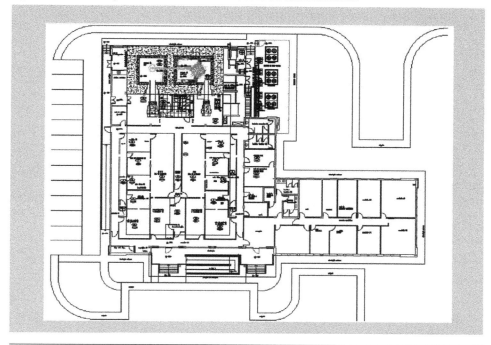

Fonte: http://www.scielo.pr/scielo.php?script=sci_arttext&pid=S1516-93322008000200003.

No tocante à atuação do farmacêutico no ambiente de produção industrial de radiofármacos, ele possui uma atuação direcionada e precisa, e de fundamental importância para a seguridade do produto acabado assim como na manutenção da segurança do paciente.

Assim, além do farmacêutico (radiofarmacêutico) responsável técnico, devidamente registrado junto ao Conselho Regional de Farmácia, a atuação na indústria de radiofármacos deve ser dividida da seguinte forma:

- Produção dos radiofármacos;
- Controle de qualidade dos radiofármacos
- Validação de metodologias analíticas tanto para a produção como para o controle de qualidade de radiofármacos;
- Gestão da qualidade;
- Farmacovigilância;
- Farmacoeconomia;
- Tecnovigilância.

Em todas essas atividades, a presença do farmacêutico é requerida. Lembrando que as atividades devem ser realizadas de modo independente, tanto técnica como administrativamente, de modo a manter-se a idoneidade dos dados, sem influência externa.

■ Radiofarmácia centralizada

A radiofarmácia centralizada é uma modalidade de radiofarmácia na qual uma unidade radiofarmacêutica atende à demanda de vários hospitais. Ou seja, é como se fosse uma radiofarmácia hospitalar que atende não um, mas diversos hospitais. E isso envolve então uma quantidade maior de doses a serem preparadas e distribuídas.

O leitor deve ser perguntar, então qual a diferença entre uma radiofarmácia centralizada de uma radiofarmácia industrial? A resposta é: enquanto na radiofarmácia industrial a produção é por batelada, não respeitando uma prescrição individual, na radiofarmácia centralizada a produção é realizada atendendo a uma prescrição médica e a dose distribuída deve ser obrigatoriamente, dispensada pelo sistema unitário.

A radiofarmácia centralizada é uma modalidade que vem crescendo muito nos últimos anos, em especial, nos Estados Unidos e na União Europeia, pois é uma modalidade na qual o investimento inicial é repartido por diversas unidades hospitalares que irão, no segundo momento, receber a dose proveniente da unidade centralizada, sendo, portanto, um sistema mais econômico de aquisição de doses de radiofármacos.

A exemplo da radiofarmácia hospitalar, no ambiente da radiofarmácia centralizada o farmacêutico atua como responsável técnico, devidamente registrado junto ao Conselho Regional de Farmácia, assim como é responsável pela execução das seguintes tarefas:

- Produção, manipulação, fracionamento e dispensação dos radiofármacos;
- Controle de qualidade dos radiofármacos dispensados;
- Assistência farmacêutica em radiofarmácia;
- Radiofarmácia clínica;
- Farmacovigilância de radiofármacos.

Dada à maior quantidade de tarefas e sua complexidade, o farmacêutico nunca atua sozinho, sendo parte integrante de uma equipe de farmacêuticos que atuam na radiofarmácia centralizada, a exemplo do que ocorre nas radiofarmácias hospitalares.

É importante observar ainda que as atividades desempenhadas pela produção (preparo/manipulação) do radiofármacos deve ser independente da função desenvolvida pelo setor de Controle de Qualidade assim como, da Garantia da Qualidade. Dessa forma, de modo a se estabelecer a independência técnica e administrativa entre os setores é fundamental a segregação física, e prioritariamente pessoal. Ou seja, os radiofarmacêuticos do setor de preparo/manipulação não podem ser os radiofarmacêuticos do controle de qualidade e da mesma maneira da gestão da qualidade. Em suma, o que se determina é que essas equipes sejam formadas for radiofarmacêuticos dedicados ao setor sem a possibilidade de intercambialidade durante a execução das atividades. Somente dessa forma, a radiofarmácia centralizada poderá fornecer doses de modo seguro e eficaz.

■ Pesquisa e ensino

Um campo de atuação em franca expansão no Brasil é a área de Ensino e Pesquisa em Radiofarmácia. Nos últimos anos a procura por profissionais habilitados e com experiencia acadêmica no ramo vem crescendo enormemente.

Embora a radiofarmácia tenha sido uma disciplina obrigatória no curso de farmácia, a mesma, a partir de 1969, foi retirada do currículo de formação básica do farmacêutico. Os motivos que levaram a essa exclusão não são sabidos.

Contudo, em 2017, Ministério da Educação, por meio da Câmara de Educação Superior, do Conselho Nacional de Educação, publicou a Resolução nº 6 de 19 de outubro de 2017.

A resolução em epígrafe trata especificamente da Diretrizes Curriculares Nacionais (DCN) dos Cursos de Farmácia. As Diretrizes Curriculares Nacionais do Curso de Graduação em Farmácia, definem, em âmbito nacional, os princípios, os fundamentos, as condições e os procedimentos da formação de Farmacêuticos, assim a DCN prevê, como perfil do formando egresso/profissional, o Farmacêutico, profissional da área de Saúde, com formação centrada nos fármacos, nos medicamentos e na assistência farmacêutica, e, de maneira integrada, com formação em análises clínicas e toxicológicas, em cosméticos e em alimentos, em prol do cuidado à saúde do indivíduo, da família e da comunidade.

Diante desse cenário, e corrigindo um erro histórico, em seu artigo 6º, a Resolução nº 6 de 19 de outubro de 2017, do Ministério da Educação (MEC), prevê a radiofarmácia como competência necessária à formação deste profissional.

Assim, legitimando a necessidade da Radiofarmácia na formação dos farmacêuticos do Brasil, o MEC cria a demanda real por professores e pesquisadores nessa área e determina a formação em caráter nacional dessa competência, criando em última análise mais um nicho privativo de atuação do farmacêutico.

■ Habilidades do radiofarmacêutico

O Radiofarmacêutico deve sobre toda possuir um conhecimento teórico-prático sólidos, das ciências farmacêuticas, incluindo microbiologia, química, química farmacêutica, deontologia, fisiologia/farmacologia e bioquímica; juntamente com conhecimentos sólidos de física das radiação e proteção radiológica. Essa gama de conhecimentos irá fornecer a base acadêmica essencial exigida de um radiofarmacêutico. Além disso, são necessárias habilidades práticas em produção, manipulação e fracionamento de produtos estéreis, assim como o trabalho em condições assépticas e controladas. São habilidades ainda, o manuseio seguro de produtos radioativos. Um conhecimento de técnicas analíticas, incluindo as principais técnicas de controle de qualidade é útil em relação ao controle de qualidade e em atividades de pesquisa e desenvolvimento. Do ponto de vista profissional, a prática da radiofarmácia é altamente regulada e é necessário estar atento aos procedimentos adequados, tendo em vista a dupla natureza dos produtos radiofarmacêuticos como produtos farmacêuticos (medicamentos) e radioativos.

Mister se faz necessário frisar, que as funções gerencias (chefias) tanto na produção, como na manipulação e no controle de qualidade de radiofármacos, só podem ser exercidas por farmacêuticos devidamente registrados em seus conselhos de classe. Assim, antes de assumir as funções concernentes a radiofarmácia, fica obrigado o radiofarmacêutico a ter conhecimento prévio dos itens acima descritos, de modo a assegurar a eficácia, segurança e qualidade dos radiofármacos.

■ Mercado no Brasil

Os radiofármacos representam, no mundo, um mercado avaliado em mais de 7 bilhões de dólares/ano. Devido ao seu alto impacto social, e ao alto valor agregado, os radiofármacos militam dentre os fármacos mais tecnológicos e, portanto, são considerados medicamentos essenciais e estratégicos.

No Brasil, segundo dados de 2016, o mercado de radiofármacos movimentou mais de 90 milhões de reais, com uma taxa de crescimento anual de 6%. Esses valores são bastante expressivos, em particular, se for levado em conta o fato que grande parte do uso de radiofármacos não ocorre pelo Sistema Único de Saúde (SUS) que tem um portfólio bastante tímido e limitado de procedimentos utilizando radiofármacos. Sendo grande parte do montante proveniente da rede particular de hospitais, clínicas e convênios.

Atualmente, o Brasil conta com mais de 400 estabelecimentos que possuem manipulação e dispensação de radiofármacos, distribuídos em radiofarmácia hospitalar, centralizada e industrial. A expectativa de crescimento é grande para os próximos anos dada a relevância e impacto dos radiofármacos no diagnóstico e terapia de doenças de alto apelo social, como câncer.

■ Referências bibliográficas

- International Atomic Energy Agency, disponível: https://www-pub.iaea.org/MTCD/Publications/PDF/Pub1342/Pub1342_web.pdf
- Santos-Oliveira, R. Radiofarmácia. Atheneu, 2008.

■ Sites ou links de interesse

- www.abrf.com.br
- www.iaea.org

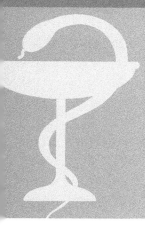

10

Toxicologia e Análises Toxicológicas

Isarita Martins • Maurício Yonamine

A Toxicologia é uma ciência de grande importância para a sociedade, uma vez que, pela sua própria definição, estuda os efeitos nocivos decorrentes da interação entre as substâncias químicas (também chamadas agentes tóxicos, toxicantes, xenobióticos) e os organismos. Dentre os inúmeros profissionais que podem nela atuar, o farmacêutico, seguindo o que foi publicado em 1997, pela Organização Mundial de Saúde (OMS) em um documento denominado *The role of the pharmacist in the health care system*, pode se destacar.

No âmbito dessa ciência, distinguem-se várias áreas, de acordo com a natureza do agente ou a maneira como esse alcança o organismo, dentre elas:

- Toxicologia Ambiental, que estuda as interações entre os toxicantes, presentes nos diversos compartimentos ambientais, e os organismos;
- Toxicologia Ocupacional, que estuda as interações entre os toxicantes, presentes no ambiente de trabalho e os trabalhadores;
- Toxicologia de Alimentos, que estuda as interações entre os toxicantes presentes em alimentos e os organismos, visando definir as condições seguras de consumo;
- Toxicologia de Medicamentos e de Cosméticos, que estuda as interações entre substâncias químicas, presentes em medicamentos ou cosméticos, e os organismos, decorrentes de uso inadequado ou aspectos individuais;
- Toxicologia Social, que estuda as interações, decorrentes do uso não médico, de substâncias químicas lícitas ou ilícitas e os usuários, causando danos ao próprio indivíduo e à sociedade.

Essas áreas podem ser divididas em Toxicologia analítica, clínica, experimental, sob os aspectos econômico, forense, pediátrico, mecanístico, regulatório, dentre outros.

Sabendo que não existe substância química inócua, a finalidade primordial da Toxicologia é prevenir, e também dar subsídios ao diagnóstico e ao tratamento de intoxicações advindas da exposição; sendo assim, o campo de atuação do toxicologista é bastante vasto e diversificado e, apesar dessa carreira não ter exclusividade farmacêutica, esse profissional se destaca no mercado de trabalho, por ter uma formação ampla, tão necessária para a atuação nessa ciência multidisciplinar.

Na Toxicologia analítica, o toxicologista desenvolve e/ou aplica métodos para a detecção e/ou quantificação de um ou mais toxicantes, conhecidos como analitos, com finalidades de prevenção, as chamadas análises de monitoramento, e/ou diagnóstico, em matrizes biológicas ou não biológicas.

Na Toxicologia clínica, o médico realiza o atendimento do paciente, e conta com uma equipe multiprofissional, na qual está inserido o farmacêutico, cujas atribuições clínicas visam à promoção, proteção e recuperação da saúde, além da prevenção de doenças e de outros problemas de saúde.

Na Toxicologia experimental, o farmacêutico é um dos profissionais que pode atuar na realização de estudos, *in silico, in vitro* e *in vivo*, para a elucidação da toxicocinética, da toxicodinâmica e dos efeitos tóxicos de substâncias químicas.

Além disso, o toxicologista deve ser capaz de reconhecer o risco químico em decorrência da exposição, intencional ou não, aos agentes tóxicos que podem também ter sido usados pelo homem, nos aspectos social, individual ou legal. Pode, portanto, atuar também na avaliação do risco, de maneira direta ou indireta. A avaliação de risco à saúde humana é um processo de levantamento e análise de informações ambientais e de saúde mediante técnicas específicas para subsidiar a tomada de decisão e implementação, de maneira sistemática, de ações e articulação intra e intersetorial visando à promoção e proteção da saúde, melhorando as condições sociais e de vida das populações. Diante dos riscos à saúde humana, foram criados procedimentos de avaliação que, além de dimensionar o risco, assinalam recomendações para eliminação da exposição humana, ações de saúde direcionada às populações expostas, bem como de remediação das fontes de emissão.

O toxicologista pode atuar, portanto:

- Em laboratórios, seja de experimentação ou de análises toxicológicas, na gestão técnica e/ou administrativa; na realização dos experimentos ou das análises, como responsável ou supervisor; no desenvolvimento de programas de controle de qualidade interno e externo; no reconhecimento dos riscos químicos decorrentes da exposição a agentes tóxicos;

- Em perícias criminais: na realização das perícias em locais de infração penal; no rastreamento da presença de substâncias químicas lícitas ou ilícitas, em amostras biológicas e/ou não biológicas; na investigação de possíveis falsificações ou adulterações de medicamentos, alimentos, dinheiro, dentre outros;
- Em indústrias químicas, medicamentos, alimentos, cosméticos, praguicidas, veículos, dentre outras: no reconhecimento do risco advindo da exposição, integrando, por exemplo, o setor de Saúde Ocupacional ou Regulatório das empresas;
- Em ensino e pesquisa: atuando em centros de pesquisa ou universidades;
- Em empresas de consultorias: atuando nas várias áreas da Toxicologia e na avaliação de risco da exposição aos xenobióticos.

Para atuação como toxicologista, visando à excelência no desenvolvimento do trabalho, além daquelas inerentes ao farmacêutico, são requeridas algumas habilidades, tais como, ser:

- Detalhista e observador;
- Dedicado e rigoroso na qualidade de seus resultados;
- Capaz de manter relação cordial, ética e respeitosa com outros profissionais e com colegas de trabalho;
- Competente e atualizado, mantendo-se em educação permanente e continuada;
- Responsável e comprometido;
- Capaz de liderar, empreender, tomar decisão com base na análise crítica e contextualizada das evidências científicas, realizar intervenções sobre questões relacionadas à área, de maneira a proteger o indivíduo, a comunidade e a sociedade, incorporar novas tecnologias no local de trabalho, desde a obtenção de informação e até a comunicação dos resultados e/ou riscos.

A perícia criminal é uma das principais áreas de atuação do toxicologista. Nessa área, o farmacêutico especializado utiliza técnicas de avaliação em pessoas vivas, cadáveres, medicamentos dentre outros, para obter informações ou provas em uma investigação policial. A perícia de intoxicações é uma das situações investigadas pelos peritos e, de acordo com alguns critérios, podem ser diferenciadas em criminais, legais, acidentais ou voluntárias. Essas investigações, podem ser feitas em pessoas vivas, com os possíveis objetivos de identificar, ou confirmar a presença de substâncias tóxicas, como drogas de abuso, substâncias com efeitos psicoativos (álcool) ou venenos (em casos de envenenamentos), que pode ser identificada, então a farmacodependência da pessoa em casos de delitos e, no caso dos venenos, o antídoto para que essa pessoa envenenada possa ser tratada.

Em medicamentos, as perícias ocorrem com o objetivo de caracterização da falsificação ou adulteração, que pode prevenir uma futura intoxicação de pessoas. Já em cadáveres, com o objetivo da possível identificação da causa do óbito, o perito toxicologista, a partir de análises, pode identificar diversas substâncias que podem ter sido responsáveis pela morte de tal indivíduo. Nos casos onde há a suspeita de morte por intoxicação, muitos itens além do cadáver são analisados pelo toxicologista com o objetivo de identificar a causa. Para atuar nesse segmento, o farmacêutico precisa disputar concorridos concursos públicos. Ainda que a atividade necessite de técnicos com conhecimentos em toxicologia, farmacologia, controle de qualidade, química, dentre outros, os servidores são escolhidos entre profissionais de diversas formações de nível superior. Isso porque as provas para a seleção pública são formuladas sem contemplar essas matérias de conhecimento específico.

Há diversas instituições de ensino que oferecem cursos de pós-graduação em Toxicologia e/ou Análises Toxicológicas, que pode ser *stricto sensu*, com os cursos de mestrado e de doutorado, e *lato sensu*, com as especializações, cujo ingresso pode ser de graduados das mais várias áreas do conhecimento, dentre elas o farmacêutico.

A área de atuação em Toxicologia e Análises Toxicológicas no Brasil é influenciada, assim como qualquer outra, pela situação econômica do país. Porém, é um mercado bastante promissor, uma vez que a Toxicologia está relacionada a questões que envolvem toda a sociedade, como a liberação de novos fármacos, de substâncias presentes em alimentos, a perícia criminal, dentre outras, conforme descrito antes.

Ainda, com a constante evolução tecnológica, o toxicologista precisa estar sempre atualizado em termos de novas substâncias, como detectá-las e/ou quantificá-las de maneira a obter resultados confiáveis.

No mercado brasileiro, há possibilidade de atuação em laboratórios de análises toxicológicas, privados ou públicos, centros de controle de intoxicações, institutos médico-legal, institutos de criminalística, instituições de ensino superior, centros de pesquisa, indústrias químicas, farmacêuticas, alimentícias, centros de vigilância sanitária, estadual ou federal, em empresas de consultorias, dentre outros locais.

■ Referências bibliográficas

■ Anvisa. Resolução RDC Anvisa nº 585, de 29 de agosto de 2013. Regulamenta as atribuições clínicas do farmacêutico e dá outras providências.

- CRFSP. Comissão Assessora de Análises Clínicas e Toxicológicas. Cartilha Análises Clínicas e Toxicológicas. Conselho Regional de Farmácia do Estado de São Paulo. 2017. 4ª ed.
- Doull, J.; Klassen, C.D.; Amdur, M.O. Casarett and Doull's Toxicology. The basic science of poisons. New York: McGraw Hill, 8ª ed., 2013.
- Fernandes, F.R.; Silva, C.B.A.; Ribeiro Neto, L.M. Toxicologia no Âmbito Farmacêutico. III Simpósio de Ciências Farmacêuticas, Centro Universitário São Camilo, 2014. Disponível em: http://www.saocamilo-sp.br/novo/eventos-noticias/simposio/14/SCF024_14.pdf
- Hayes, A.W. Principles and Methods of Toxicology. New York: Informa, 5ª ed., 2008.
- Moreau, R.L.M.; Siqueira, M.E.P.B. Toxicologia Analítica. Rio de Janeiro: Ed. Guanabara Koogan, 2ª ed., 2016.
- OGA, S. Fundamentos de Toxicologia. São Paulo, SP, Atheneu Editora, 4ª ed. 2014.

■ Sites ou links de interesse

- SBTox – Sociedade Brasileira de Toxicologia – https://www.sbtox.org/
- IUTOX – International Union of Toxicology – https://www.iutox.org/
- Anvisa – Agência Nacional de Vigilância Sanitária – http://portal.anvisa.gov.br
- OPAS/OMS – Organização Pan-Americana de Saúde/Organização Mundial de Saúde – https://www.paho.org/bra/

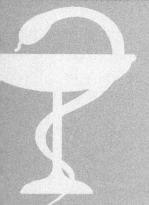

11

Acupuntura

José Trezza Netto

A Medicina Tradicional Chinesa (MTC) foi criada há, aproximadamente, 5 mil anos atrás e se baseia na observação dos fenômenos da natureza e a influência que os mesmos exercem no corpo, ou seja, a inter-relação entre o macrocosmo e o microcosmo. Acredita-se que os fenômenos da natureza tenham uma relação estreita com o organismo e, dessa maneira a MTC procura compreender e tratar as doenças a partir de uma visão integrada do corpo, ambiente e da mente do indivíduo, buscando o equilíbrio entre o Yin e o Yang, duas energias opostas e que se complementam. Também procura regular a energia vital denominada de Qi, o equilíbrio dos chamados Cinco Elementos ou Cinco Movimentos, a harmonia dos Zang e Fu que são os sistemas de órgãos e vísceras da MTC além da utilização dos meridianos, canais que transportam a energia Qi para todas as partes do organismo.

A primeira compilação sobre MTC foi feita por volta de 2.500 anos atrás e foi chamada de "Clássico do Imperador Amarelo", livro que contém os fundamentos da MTC e que foi escrito por Huang Di Nei Jing. Esse livro é muito significativo porque foi uma das primeiras escritas médicas concisas da Medicina Tradicional Chinesa abordando o Taoismo, Yin e Yang além dos Cinco Elementos. Após alguns séculos, foram também compilados os clássicos da medicina herbal que foi escrito pelo Imperador do Fogo chamado de Shennong Bencaojing e que foi a primeira referência de farmacopeia no mundo. Entre os anos 657 e 659 d.C. foi escrita por Su Jingi a primeira farmacopeia oficial chinesa. Apesar disso, a MTC somente passou a ser conhecida no ocidente em 1972, com a visita do presidente americano Richard Nixon à China. As primeiras publicações científicas sobre acupuntura, um ramo da medicina tradicional chinesa, datam de 1973.

A concepção filosófica da MTC fundamenta-se na busca do equilíbrio das energias Yin e Yang que se expressam na natureza em um ciclo interminável de opostos polares como o dia e a noite, umidade e secura, calor e frio, atividade e descanso. Tudo pode ser expresso como a oposição do Yin e Yang, essa é a força energizante de todos os aspectos da natureza. A principal característica da acupuntura é harmonizar e promover a correção das disfunções orgânicas estimulando os mecanismos autorreguladores do equilíbrio e com isto promover a homeostase.

Podemos dizer que a energia Yang está relacionada ao movimento, calor, dia, luz, ao Sol, homem e a energia Yin a lentidão, frio, noite, escuridão, a Lua, mulher. Há uma relação de interdependência entre o Yin e o Yang, na qual cada um dos dois aspectos é condição para a existência do outro e nenhum deles pode existir de uma maneira isolada. Podemos verificar essa relação facilmente pela observação do dia e da noite, se não existisse o dia não haveria a noite, portanto existe uma oposição e uma interdependência, ou seja, um precisa do outro coexistindo em uma única entidade. Nas atividades fisiológicas, ocorre a transformação de substâncias em função e o contrário também, mostrando a relação e a interdependência entre o Yin e Yang. A substância é Yin e a função é Yang, sendo a substância a base para a formação da função e essa a razão para a formação da substância. Quando existem substâncias com grande quantidade de nutrientes, as atividades funcionais dos órgãos são saudáveis e quando as atividades funcionais dos órgãos estão perfeitas eles são capazes de estimular a produção de nutrientes. O equilíbrio harmonioso entre substâncias e funções garantem a atividade fisiológica dando saúde e contentamento. Quando ocorre o desequilíbrio entre o Yin e Yang vai aparecer os chamados desequilíbrios energéticos que nada mais é do que a instalação da doença que pode ser física ou psicológica.

Pode ocorrer da pessoa herdar ou desenvolver uma constituição deficiente de Yin ou de Yang. As diferenças culturais influenciam os sinais de deficiência de Yin e de Yang que se manifestam em uma população. Numa sociedade rural, em que as pessoas têm como hábito o trabalho físico excessivo, ficando expostas ao Vento, ao Frio e à Umidade e são desnutridas, há tendência a ocorrer Deficiência de Yang. Numa sociedade industrial, na qual as pessoas têm o hábito de exercício mental excessivo e altos índices de estresse, ingerindo grande quantidade de alimentos ricos em gordura e ficando expostas ao aquecimento, há predisposição à Deficiência de Yin.

A transformação recíproca de Yin e Yang significa que em certas ocasiões ocorre a transformação do Yin em Yang e vice-versa, é o conteúdo Yin dentro do Yang e o Yang dentro do Yin, isso pode ser verificado no símbolo do Tao. A transformação recíproca do Yin e Yang é a lei universal que governa o desenvolvimento e a mudança das coisas. A alternância das estações do ano é um bom exemplo, a primavera com seu calor inicia após o frio intenso do inverno atingir seu máximo, o frio do outono surge quando o calor do verão atingiu seu nível máximo.

■ Cinco elementos ou cinco movimentos

A teoria dos cinco elementos ou também chamados de cinco movimentos é considerada junto com a teoria do Yin e Yang um dos dois pilares da Medicina Tradicional Chinesa. A teoria dos cinco elementos foi documentada na China pela primeira vez no Período dos Estados Guerreiros (221-476 a.C.) e coexistiu independentemente da teoria do Yin e Yang, mas foi durante a Dinastia Song (960-1279 d.C.) que começou a fusão entre os dois sistemas e que o sistema dos cinco elementos foi utilizado para diagnóstico e tratamento de doenças. A teoria dos cinco elementos é um sistema filosófico aplicável não só à medicina, mas a todas as outras coisas, de maneira que tudo pode ser classificado de acordo com essa teoria. Os cinco elementos podem ser entendidos como fases ou movimentos das energias Yin e Yang. Os elementos Água, Madeira, Fogo, Terra e Metal representam as forças da natureza que juntas formam um ciclo dinâmico. Os cinco elementos representam as atividades das forças Yin e Yang que se alternam e manifestam nos ciclos de mudanças na natureza e que regulam a vida na Terra.

Os cinco movimentos podem ser bem evidenciados nos estágios de transformação que acontecem nas mudanças das estações do ano, com crescimento e declínio; mudanças do clima; sons e sabores; além das emoções humana. Na teoria dos cinco elementos existem dois ciclos extremamente importantes que se regulam e se completam não existindo um sem o outro, são eles o ciclo de geração e o ciclo de controle.

Na teoria dos cinco elementos, podemos verificar a existência de uma interdependência e reciprocidade entre eles que vai determinar seu constante estado de movimento e mudança. Sua aplicação na Medicina Tradicional Chinesa consiste em classificar em categorias diferentes os fenômenos naturais além dos tecidos e órgãos do corpo humano e interpretar as relações entre fisiologia, patologia e o ambiente natural.

O homem vive na natureza e é influenciado por ela devido a mudanças climáticas, geográficas, dentre outras, e que vão atuar nas atividades fisiológicas, tornando necessário a sua adaptação ao ambiente.

Ciclo de geração (SHENG)

A noção de geração envolve o processo de produzir, crescer e promover. Seguindo essa ordem, a Madeira gera o Fogo por meio da combustão, o Fogo gera Terra, após a combustão da madeira, restam as cinzas, que são incorporadas à terra, a Terra gera o Metal, sob o efeito de grandes pressões o Metal gera a Água, dos metais e rochas brotam as fontes de água, a Água gera a Madeira e a água dá vida aos vegetais. A esse tipo de relacionamento, onde cada elemento gerado dá existência a outro elemento, os antigos denominavam relação Mãe-Filho.

Ciclo de dominância (KO)

Outro relacionamento, entre os cinco elementos é o da inibição, que traz implícita a ideia de combate, restrição e controle. Se antes chamamos o elemento gerador de mãe, podemos chamar esse outro, o elemento controlador, de Avó. esse ciclo é importante porque impede que os elementos sejam gerados indefinidamente de modo a manter o equilíbrio entre eles.

Ciclo de contradominância

Ocorre quando o elemento dominado se rebela, e passa a ser o elemento controlador.

■ Regras para usar os cinco elementos

No ciclo de geração, dois conceitos importantes e muito utilizados são a Tonificação e a Sedação. Devemos tonificar um elemento quando ele está com deficiência de energia e sedar o elemento quando se encontra com excesso ou estagnação de energia. A sedação deve ser considerada como um ato de dispersão de energia.

No ciclo de geração (SHENG)

Para sedar a mãe devemos sedar o filho, ou seja, para sedar um elemento devemos sedar o elemento posterior a ele, aquele que é gerado por ele. Para tonificar o filho devemos tonificar a mãe, ou seja, para tonificar um elemento devemos tonificar o elemento anterior a ele, aquele que o gera.

OBJETIVO: TONIFICAR O ELEMENTO   TONIFICAR A MÃE
OBJETIVO: SEDAR O ELEMENTO → SEDAR O FILHO

No ciclo de dominância ou controle (KO)

Para inibir um elemento (Neto), devemos tonificar o elemento controlador (Avó), e, para tonificar um elemento (Neto), devemos sedar o elemento controlador (Avó).

OBJETIVO: TONIFICAR O ELEMENTO → SEDAR A AVÓ

OBJETIVO: SEDAR O ELEMENTO → TONIFICAR A AVÓ

■ Cinco elementos

Madeira
Fogo
Terra
Metal
Água

Todos os fenômenos e objetos do mundo podem ser enquadrados no ciclo dos cinco elementos.

A teoria dos cinco elementos é importante no diagnóstico, na evolução e no tratamento das doenças.

Fonte: Elaboração do autor.

Fígado – Vesícula Biliar

- Simboliza o começo do ciclo natural
- Energia expansiva
- Abertura nos olhos
- Armazenamento do Xue (sangue)
- Livre fluxo de Qi
- Controle dos tendões
- Raiva e depressão

Fonte: Elaboração do autor.

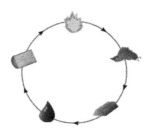

Madeira

Coração – Intestino Delgado – Circulação Sexo – Triplo Aquecedor

- Auge do ciclo
- Abertura na língua
- Controla os vasos sanguíneos
- Abriga a mente e controla o espírito

Fonte: Elaboração do autor.

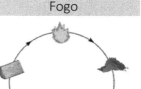

Fogo

Baço – Estômago

- Pausa
- Energia em processo de transformação
- Abertura na boca
- Controla o transporte e transformação
- Controla o sangue
- Controla os músculos
- Mantém os órgãos na posição original

Fonte: Elaboração do autor.

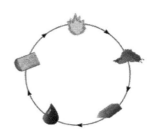

Pulmão – Intestino Grosso

- Crepúsculo do Ciclo
- Abertura no nariz
- Governa o Qi
- Controla a respiração
- Relacionado com a pele e o cabelo
- Regula a passagem das águas

Fonte: Elaboração do autor.

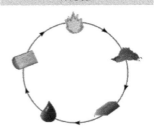

Rim – Bexiga

- Energia mínima
- Preparação para o início de um novo ciclo
- Abertura no ouvido
- Armazena substâncias essenciais
- Controla a reprodução humana, crescimento e desenvolvimento
- Produz medula
- Produz sangue
- Controla os fluídos do corpo recebe o Qi

Fonte: Elaboração do autor.

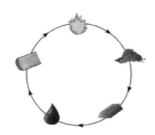

■ Zang e Fu

O termo Zang e Fu referem se aos órgãos e vísceras da Medicina Tradicional Chinesa: Coração, Fígado, Baço, Pulmão, Rim, Circulação Sexo ou Pericárdio e são chamados de seis órgãos Yin. Já as vísceras são formadas pelo Intestino Delgado, Vesícula Biliar, Estômago, Intestino Grosso, Bexiga e Triplo Aquecedor e são denominadas seis vísceras Yang. Cada um desses órgãos e vísceras possui funções específicas e relevantes dentro da MTC.

■ Funções dos órgãos e vísceras da MTC

Fígado: Armazenamento do sangue, livre fluxo de Qi, controle dos tendões.

Coração: Controlar o sangue e os vasos sanguíneos, abriga a mente.

Baço: Controlar o transporte e a transformação, controlar os músculos.

Pulmão: Governar o Qi, controlar a respiração, regular a via das águas.

Rim: Armazenar as substâncias essenciais, produzir medula, produzir sangue.

Circulação sexo ou pericárdio: Proteger o coração.

Vesícula biliar: Armazenar bile.

Intestino delgado: Receber e armazenar temporariamente os alimentos.

Estômago: Receber e decompor os alimentos.

Intestino grosso: Receber e processar os alimentos.

Bexiga: Armazenar temporariamente a urina.

Triplo aquecedor: Controlar o metabolismo.

■ Acupuntura

A palavra acupuntura vem do latim *acus,* que significa agulha, e *punctura,* que significa colocação, ou seja, colocação ou inserção de agulhas em locais do corpo chamados de acupontos ou pontos de acupuntura. Acredita-se que a acupuntura melhora o funcionamento dos sistemas adaptativos integrados conhecidos como mecanismos psico-neuroendócrino-imunológicos. O estímulo realizado por agulhas em pontos específicos do corpo libera substâncias como endorfinas, encefalinas e serotonina, neurotransmissores relacionados à sensação de bem-estar.

A estimulação de pontos específicos, por agulhas, deflagra potenciais de ação nos receptores dos nervos periféricos, que são conduzidos pelas fibras somáticas aferentes ao sistema nervoso central provocando alterações nas vias de dor, nas funções autonômicas e na parte hormonal. Os pontos de acupuntura, são formados por pequenas áreas distribuídas por todo o corpo e possuem impedância elétrica menor do que a região ao seu redor.

A acupuntura pode ser dividida em dois grupos: analgésica e curativa. A analgesia pode ocorrer imediatamente após a primeira sessão de tratamento, mantendo-se por curto período, enquanto a acupuntura curativa requer um tratamento mais longo, porém não se tem um padrão de tempo definido porque cada paciente responde de uma maneira particular.

Experimentos feitos em animais demonstraram que ao inserir uma agulha, pontualmente ocorre liberação de bradicinina, histamina, serotonina e íons potássio em nível celular o que causa modificações na circulação.

Acredita-se que o estímulo devido à inserção da agulha é levado para o hipotálamo e a resposta ocorra por analgesia, estimulação do sistema imunológico, atuação sobre o sistema vegetativo nos órgãos e liberação de neurotransmissores.

O principal mecanismo dos efeitos da acupuntura é reorganizar o equilíbrio do sistema simpático e parassimpático. Os sinais aferentes são transmitidos pelas vias neurais periféricas e centrais para diferentes níveis no sistema nervoso central, principalmente medula espinal, tronco cerebral e o hipotálamo, onde eles são retransmitidos para órgãos visceral por meio de fibras eferentes autonômicas, neuroendócrinas e sistemas neuroimunes. O reequilíbrio das atividades simpática e parassimpática em distúrbios viscerais, representam amplo efeitos terapêuticos da acupuntura sistêmica.

É sugerido que a estimulação de acupuntura reorganiza o equilíbrio de mediadores periféricos neuroativos modulando sinais aferentes. O resultado final é a normalização da neuroquímica e anormalidades comportamentais e um reequilíbrio das atividades autonômicas viscerais. Essa explicação é consistente com a filosofia da MTC, que um importante mecanismo de efeitos da acupuntura é reconstruir o equilíbrio do Yin e Yang.

■ Auriculoterapia francesa

A auriculoterapia francesa tem como princípio estimular pontos do pavilhão auricular, considerados correspondentes ao problema que o paciente apresenta, utilizando agulhas, laser ou a eletricidade.

O primeiro relato sobre a utilização do pavilhão auricular para tratamento de doença foi feito por um médico português chamado Zacuttus Lusitanus, em 1637. Zacuttus descreveu o uso de cauterizações auriculares no tratamento da nevralgia ciática com alivio imediato da dor. Em 1810, Ignaz Colla relatou o alívio de dores ciáticas, com a realização de cauterizações retro auriculares.

De 1850 a 1857, vários trabalhos foram publicados na França, mostrando a eficiência da cauterização no tratamento da dor ciática, porém como não havia nenhuma base científica esses foram abandonados. Em 1951, Paul Nogier, neurocirurgião francês, atendeu pacientes com marcas de cauterização no pavilhão auricular feitos por uma "curandeira" para tratamento de dor nas costas. A partir dessa observação e por meio de estudos empíricos concluiu que a região da anti--hélice no pavilhão auricular correspondia à coluna vertebral e que outras regiões do pavilhão auricular estão relacionadas a outros órgãos e funções do nosso corpo. Determinou que o bloqueio da quinta vértebra lombar está associado à nevralgia ciática. Por meio de pesquisas de pontos doloridos na orelha e a comparação com a queixa dos pacientes ele realizou o mapeamento do pavilhão auricular.

Em 1963, Niboyet mediu a resistência elétrica da pele nos pontos chineses e demonstrou que o ponto de acupuntura tem uma resistência elétrica mais baixa. A partir desses estudos, em 1990, a Organização Mundial da Saúde (OMS) reconhece a auriculoterapia como um tratamento eficaz para diversas patologias.

Paul Nogier, em 1957, desenvolveu o conceito do pavilhão auricular como um Microssistema e Zona Reflexa sendo esse o marco inicial para o desenvolvimento da Auriculoterapia Francesa. Esquematizou a imagem de um feto invertido, similar ao formato da orelha, encontrando os diferentes pontos correspondentes a uma região ou órgão específico.

Embriologicamente, a orelha é derivada da mesoderme e ectoderme e possui uma rica inervação e irrigação constituída por quatro nervos cranianos mistos, raízes motoras e sensíveis com gânglios controlando os quatro arcos viscerais da orelha e mais da metade da sua inervação é feita pelo trigêmeo (V), facial (VII), glossofaríngeo (IX), nervos vagais (X), e também o plexo cervical (C2/C3). Essa composição de nervos permite considerar esse órgão como um órgão neurovascular específico.

O tecido conjuntivo do ouvido é modificado e menos denso em relação a outras partes do corpo. A estrutura principal da orelha é chamada de complexo neurovascular (CNV), que é formado por uma combinação de fibras nervosas mielinizadas e não mielinizadas, capilares arteriais e venosos, além de um vaso linfático.

Em estudo, Alimi e colaboradores demonstraram, com a utilização de ressonância magnética funcional, a existência de conexões específicas neurofisiológicas entre pontos da orelha e o sistema nervoso central (SNC).

■ Auriculoterapia chinesa

A auriculoterapia chinesa baseia-se na estimulação de pontos auriculares que são pontos reflexos representando um órgão, uma víscera ou uma função no pavilhão auricular. A rica inervação do pavilhão auricular tem grande importância na obtenção de resultados terapêuticos. O pavilhão auricular é inervado principalmente pelos nervos espinhais do plexo cervical:

- Auricular maior;

- Occipital menor;
- Auriculotemporal;
- Facial;
- Glossofaríngeo;
- Ramos do nervo vago e simpático.

■ Anatomia do pavilhão auricular
- Lóbulo;
- Antitrago;
- Fossa superior do antítrago;
- Anti-hélix;
- Hélix;
- Fossa escafoide;
- Tubérculo auricular;
- Cruz superior do anti-hélix;
- Fossa triangular;
- Cruz inferior da Anti-hélix;
- Concha cimba;
- Raiz da hélix;
- Incisura do supratrago;
- Concha cava;
- Trago;
- Incisura do intertrago.

Fonte: Elaboração do autor.

■ Correlação das zonas anatômicas e áreas correspondentes
- Lóbulo e antítrago: região cefálica e facial;
- Trago: laringe, faringe e nariz;
- Escafa: membros superiores;
- Cruz inferior do anti-hélix: região glútea, ciático;
- Cruz superior do anti-hélix: membros inferiores;
- Fossa triangular: região pélvica e órgãos genitais internos;
- Raiz do hélix: sistema digestivo;

- Concha cava: cavidade torácica;
- Concha cimba: cavidade abdominal;
- Dorso da orelha: pontos auxiliares.

Fonte: Elaboração do autor.

■ Diagnóstico

Quando um órgão ou víscera do nosso corpo apresenta algum desequilíbrio energético, esse pode se manifestar no pavilhão auricular com algum tipo de alteração que pode ser representada por uma alteração pigmentar, apresentando manchas, tubérculos, vascularizações, secura ou maior secreção sebácea. São sinais característicos da existência de desequilíbrio. Os pontos auriculares correspondentes se tornam extremamente sensíveis ao toque ou à aplicação de agulhas.

■ Métodos de diagnóstico auricular

- Diagnóstico por meio da observação;
- Diagnóstico por meio dos pontos dolorosos a pressão;
- Diagnóstico por meio da marca deixada a pressão;
- Diagnóstico por meio da palpação;
- Diagnóstico por meio da exploração elétrica.

Fonte: Elaboração do autor.

■ Método sintetizado de diagnóstico auricular

Observação: ao chegar o paciente para a consulta, o primeiro passo que realizamos é a observação do pavilhão auricular para verificar onde aconteceu o processo patológico e a etapa de desenvolvimento do mesmo.

Palpação: por meio da palpação de determinados pontos dolorosos mais sensíveis, associando a palpação a observação da coloração das marcas que ficam após o exame dos pontos com um instrumento explorador, poderemos determinar o caráter crônico ou agudo da enfermidade.

Exploração elétrica: com esse **método obtêm-se as reações positivas do ponto** por meio das variações auditivas ou visuais do instrumento elétrico. Podemos combinar a palpação com a exploração elétrica, podendo-se obter, em uníssono, os dados diagnostico que brindam ambos os métodos.

Diferenciação de síndromes: por meio da informação obtida pelos métodos de observação, palpação, exploração elétrica, podemos elaborar um diagnóstico energético e aplicar uma terapêutica adequada dentro dos padrões preconizados pela Medicina Tradicional Chinesa.

Fonte: Elaboração do autor.

■ Avaliação da superfície auricular

A avaliação da superfície da orelha é extremamente importante dentro da auriculoterapia. As duas orelhas deverão ser examinadas e o dedo polegar e indicador deverão ser usados na manipulação das mesmas. Devemos observar alterações de cores, descamação, manchas, dilatações de vasos, oleosidade e pontos sensíveis a pressão com manifestação de dor. A orelha não deve ser lavada ou manipulada antes do exame, mas ser limpa só após o mesmo, quando as áreas com alterações já tiverem sido marcadas pela pressão. Deve-se distinguir a coloração que é provocada por afecção daquela que apresenta diferença na pigmentação da pele.

■ Auriculoterapia e suas possíveis reações

Ao iniciar o tratamento manipulando o pavilhão auricular, o paciente pode vir a sentir reações tanto na orelha como no corpo, que pode ser consideradas como reações normais e esperadas ou sensações anormais e imprevisíveis.

Reações normais e esperadas

- Calor: em pelo menos 80% dos casos;
- Adormecimento: ocorre em percentagem menor;
- Dor: caracteriza-se como uma dor em pressão;
- Dor na orelha oposta ao tratamento;
- Sangria espontânea: em pontos com excesso ou acúmulo de Qi.

Fonte: Elaboração do autor.

Reações anormais ou inesperadas

Uma minoria de pacientes apresenta essas sensações ou efeitos colaterais. Os efeitos mais comuns são:

- Tontura;
- Palidez;
- Hipotensão;
- Sudorese.

■ Tópicos especiais

Áreas de atuação e habilidades especificas da área

A Organização Mundial de Saúde (OMS) reconhece a Acupuntura, uma técnica milenar como extremamente eficiente para tratamentos de diversas patologias sendo considerada como Patrimônio Imaterial da Humanidade, que pode ser utilizado por diferentes profissionais habilitados da área de saúde. Dentre as diversas patologias reconhecidas pela OMS, como passíveis de serem tratadas com eficiência pela acupuntura, temos as tendinites, lombalgias, depressão, cefaleias, ansiedade, dentre outras.

Fundamentado nesse conceito, o Conselho Federal de Farmácia (CFF) reconheceu o exercício profissional da Acupuntura como especialidade farmacêutica, por meio da Resolução do CFF nº 353/2000, criando uma grande oportunidade para atuação do farmacêutico nesse campo profissional. No entanto, não estabeleceu os critérios para que o farmacêutico pudesse exercer de maneira efetiva essa técnica milenar. Os critérios regulatórios para que o profissional farmacêutico pudesse exercer a acupuntura deu-se em novembro de 2009, por ocasião da publicação da Resolução do CFF nº 516/2009, que definiu os aspectos técnicos do exercício da Acupuntura na Medicina Tradicional Chinesa como especialidade do farmacêutico.

Atualmente, está em tramitação o Projeto de Lei nº 1.549/03, que disciplina o exercício profissional da Acupuntura, defendendo a prática multiprofissional.

Até que se crie uma lei específica que regulamente a profissão, o farmacêutico acupunturista pode atuar em diversas áreas como o SUS onde pode fazer atendimento ambulatorial em conjunto com outras práticas integrativas complementares, hospitais públicos e particulares, unidades básicas de saúde.

Também pode fazer parcerias com clínicas de fisioterapia onde a associação da acupuntura pode potencializar o tratamento fisioterápico.

Farmacêuticos empreendedores podem atuar em consultório próprio e também na docência de nível superior em cursos de especialização e pós-graduação em acupuntura e fitoterapia chinesa.

Por se tratar de uma profissão liberal, a remuneração depende do número de horas trabalhadas diariamente e da quantidade de pacientes o que faz com que o profissional tenha que se dedicar muito tempo e ter um comprometimento muito grande com a profissão, foco e principalmente estar atualizado e estudando sempre.

O farmacêutico para poder exercer a profissão de acupunturista deve fazer um curso de pós-graduação *lato sensu* em acupuntura em instituição idônea, com uma carga horária mínima de 1.200 horas e que ofereça atendimento ambulatorial a população onde o estudante terá a oportunidade de praticar os conhecimentos obtidos ao longo do curso teórico.

O profissional deve ter conhecimentos sólidos e profundos sobre a Filosofia Chinesa, Fundamentos da Fisiologia Chinesa, Diagnóstico Energético, Técnicas de inserção de agulhas, Anatomia palpatória dos acupuntos e Etiopatogenia.

■ Referências bibliográficas

- Alimi D, Geissmann A, Gardeur D. Auricular Acupuncture Stimulation Measured on Functional Magnetic Resonance Imaging. Mary Ann Liebert: Med Acup, 2002.
- Bonta IL. Acupuncture Beyond the Endorphin Concept. Rotterdam: Medical Hypotheses, 2002.
- Maciocia G. Os Fundamentos da Medicina Chinesa – Um Texto Abrangente para Acupunturistas e Fitoterapeutas. 2ed. São Paulo: Roca, 2007.
- Nogier, R. Auriculotherapy. Montpellier: Sauramps; 2009.
- Rabischong P, Terral C. Scientific Basis of Auriculotherapy: State of the Art. Montpellier: C. Med Acupuncture, 2014.
- Rouxeville Y, Lebel MR, Meas Y, Trabelsi D. Auriculotherapie: un nouveau control du RAC-VAS par detection electrique. Lyon: Acupuncture et Moxibustion, 2009.
- Tracey KJ. Physiology and Immunology of the Cholinergic Anti-Inflammatory Pathway. Washington: J Clin Invest. 2007.
- Vas J, Perea-Milla E, Mendez C, Silva LC, Herrera Galante A, Arandaregules JM, Barquin DM, Aguilar I, Faus V. Efficacy and Safety of Acupuncture for the Treatment of Non-Specific Acute Low Back Pain: a randomized controlled multicentre trial protocol. Dos Hermanas: BMC Complementary and Alternative Medicine, 2006.
- Zhang JZ, Wang XM, Grainne M. Neural Acupuncture Unit: A New Concept for Interpreting Effects and Mechanisms of Acupuncture. Hong Kong: Evidence Based Complementary and Alternative Medicine, 2012.

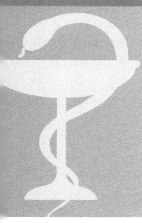

Fitoterapia

Niraldo Paulino

■ Apresentação

A fitoterapia é a ciência que estuda e propõe o uso de plantas medicinais e seus derivados para o tratamento, prevenção ou como auxiliar no processo de recuperação da saúde dos pacientes. As principais formas de apresentação e prescrição de plantas medicinais incluem os chás, e os medicamentos fitoterápicos. Que nesse contexto são conceituados como: "São considerados medicamentos fitoterápicos os obtidos com emprego exclusivo de matérias-primas ativas vegetais cuja segurança e eficácia sejam baseadas em evidências clínicas e que sejam caracterizados pela constância de sua qualidade." (Brasil, RDC nº 26, de 13 de maio de 2014).

Podemos encontrar em nossa sociedade duas formas distintas de emprego das plantas medicinais, a primeira seguindo a tradicionalidade do uso popular, que se baseia no emprego de determinado número de plantas para fins terapêuticos restrito ao uso ancestral nessas comunidades específicas. Em geral nesse processo as plantas também recebem nomes próprios e típicos para essas populações, bem como um emprego baseado na tradicionalidade para essas populações. A esse segmento chamamos de Fitoterapia Popular. As referências etnobotânicas e etnofarmacológicas dão suporte e validação a esse segmento da ciência da fitoterapia. Por outro lado, temos o emprego das plantas medicinais e de seus derivados extrativos (extratos, tinturas, fitoterápicos, etc.) que são baseados em evidencias científicas, e nesse sentido, o processo de validação é realizado pelo rigoroso emprego do método científicos e dos seus respectivos testes analíticos (não clínicos e clínicos) para que as plantas medicinais ou seus derivados possam oferecidos com ação farmacológica comprovada. A esse segmento nós chamamos de Fitoterapia Clínica.

A fitoterapia clínica pressupõe critério rígidos de validação e comprovação científica de todas as etapas até o produto final ser oferecido ao paciente. Por isso no primeiro momento do estudo das plantas são elaborados protocolos para a correta identificação botânica da planta e sua respectiva documentação e depósito em um herbário cadastrado para esse fim. Após a identificação botânica, é necessário a seleção da parte da planta que deve conter a maior concentração de princípios ativos e aplicar à ela métodos de estabilização, como secagem, irradiação, ou exposição à oxido de etileno, garantindo assim a integridade do perfil químico da planta medicinal. Nessa fase o material botânico selecionado passa a se chamar de droga vegetal, e pode ser empregada em um método extrativo farmacognóstico por meio de adição de diferentes tipos de líquidos extratores ou solventes para a extração dos compostos presentes nas células vegetais obtendo-se com isso os extratos. Cada solvente empregado gera um extrato com o mesmo nome (aquoso, hidro alcoólico, etéreo, oleoso) e contém uma gama de compostos que é solúvel nesses diferentes graus de polaridade do solvente. Assim, podemos afirmar que cada tipo de extrato vai apresentar diferentes características químicas, ainda que a planta de partida para o processo extrativo tenha sido a mesma.

A padronização das condições extrativas possibilita a geração de lotes de extrato que podem ser caracterizados quimicamente. Para isso são empregados métodos analíticos próprios na identificação e quantificação dos principais compostos existentes no extrato. O método mais empregado para esse fim é a cromatografia liquida de alta eficiência (CLAE) que estabelece, por meio da corrida cromatográfica, a presença dos compostos preexistente no extrato possibilitando também os quantificar.

A metodologia de padronização do extrato permite o desenvolvimento de formas farmacêuticas com doses contendo concentrações de princípios ativos conhecidas e permite que o prescritor tenha segurança no ato da prescrição para adequar a dose e a posologias necessárias na obtenção de concentrações plasmáticas dos ativos, gerando efeito farmacológico no tecido alvo.

A validação dos processos para a produção do medicamento fitoterápico estão associados a garantia de qualidade, segurança de eficácia e responsabilidade na segurança do uso dessa importante opção terapêutica.

■ Habilidades do farmacêutico na fitoterapia

A profissão farmacêutica oferece a especialização em fitoterápicos para uma atuação nos vários campos dessa área da ciência. A grande maioria das especializações estão relacionadas à clínica do uso de plantas medicinais e ou prescrição de fitoterápicos. Grande outra oportunidade para a carreira de farmacêutico especialista em fitoterápicos no setor de pesquisa e desenvolvimento na indústria.

Para a construção de uma carreira de farmacêutico fitoterapeuta é necessário que o profissional tenha domínio multidisciplinar, conhecendo os processos de identificação botânica, caracterização fitoquímica, domínio de conhecimentos farmacológicos e toxicológicos, habilidades para o desenvolvimento farmacotécnico e competências clínicas, que já acompanham a formação em farmácia.

Essas competências auxiliam o farmacêutico fitoterapeuta no desenvolvimento das funções de responsável técnico por ervanarias e farmácias de produtos naturais e prescrição segura e racional de fitoterápicos e plantas medicinais. Além disso, podem acompanhar todo o processo de detalhamento processual regulatório para o registro desses medicamentos.

Pode oferecer os seus serviços nas indústrias farmacêuticas e de produtos naturais; no segmento de dispensação de medicamentos fitoterápicos e plantas medicinais, tanto em farmácias públicas quanto comunitária ou empresas de importação e exportação de plantas medicinais e produtos naturais. Podem dar assessoria para a implantação de serviços de saúde no setor público incluindo o Sistema Único de Saúde (SUS) ou para a Agência Nacional de Vigilância Sanitária (Anvisa); podem também gerenciar projetos de pesquisa acadêmicas ou aplicadas em universidades e/ou centros de pesquisa.

■ Mercado na fitoterapia

Plantas medicinais e medicamentos fitoterápicos assumem cada vez mais um importante papel no arsenal terapêutico no combate as doenças e na manutenção da saúde dos indivíduos na nossa sociedade. Por isso o mercado desse segmento nunca esteve tão aquecido.

Aquisições e fusões de grandes fábricas de medicamentos fitoterápicos estão transformando o mercado brasileiro e resultando em uma intensa campanha publicitária de visitação médica e ampla divulgação para os demais prescritores para a efetivação dessa opção de tratamento.

Um artigo recentemente publicado (Carvalho, et al., 2017) comparou dados do mercado de fitoterápicos e apresentou os benefícios da atual legislação, oferecendo importantes perspectivas para o planejamento do setor nos próximos anos. No centro dessa discussão está a "nova" legislação Brasileira (RDC nº 26/2014), que possibilitou o licenciamento de fitoterápicos em duas categorias: Medicamento Fitoterápico e Produto Tradicional Fitoterápico.

Esse quadro regulatório faz parte do processo de harmonização internacional da legislação brasileira, beneficiando o acesso e expansão do mercado de fitoterápicos. Foram identificados 359 medicamentos fitoterápicos licenciados para comercialização, dentre os quais, 59,6% são isentos de prescrição. Trinta e nove (38,6%) espécies vegetais utilizadas nesses produtos são obtidas no Brasil, sejam essas nativas, adaptadas ou cultivadas.

Segundo estimativas da Associação Brasileira da Indústria de Fitoterápicos (Abifito), o país movimenta hoje cerca de 500 milhões de dólares, por ano, com a venda desse tipo de medicamento.

Hoje o profissional do segmento multidisciplinar mais atuante e necessário para a evolução desse mercado é sem dúvida o farmacêutico.

■ Serviços farmacêuticos em fitoterapia e plantas medicinais

Definições básicas em fitoterapia

Fitoterapia

Terapêutica caracterizada pelo uso de plantas medicinais em suas diferentes formas farmacêuticas, sem a utilização de substâncias ativas isoladas, ainda que de origem vegetal.

Farmacêutico prescritor

Resolução n. 546 de 21 de julho de 2011.

Ementa: Dispõe sobre a indicação farmacêutica de plantas medicinais e fitoterápicos isentos de prescrição e o seu registro. Pode prescrever medicamentos feitos na própria farmácia ou isentos de prescrição médica, pode prescrever ou indicar em doenças de baixa gravidade e em atenção básica à saúde.

Etapas para terapêutica efetiva

A Organização Mundial da Saúde (OMS), por meio do Programa de Ação sobre Medicamentos Essenciais (Guia para a Boa Prescrição Médica), propõe seis etapas básicas para se alcançar uma terapêutica efetiva:

- Definição do problema;
- Especificação dos objetivos terapêuticos;

- Seleção do tratamento mais eficaz e seguro para um paciente específico;
- Prescrição, incluindo medidas medicamentosas e não medicamentosas;
- Informação sobre a terapêutica para o paciente;
- Monitoramento do tratamento proposto.

Padronização de chás medicinais

Resolução – RDC nº 10, de 9 de março de 2010

Dispõe sobre a notificação de drogas vegetais junto à Agência Nacional de Vigilância Sanitária (Anvisa) e dá outras providências.

I.   A droga vegetal deve estar descrita em compêndio oficial;

II. Prospecção fitoquímica – CCD; III – Características Organolépticas;

IV. Granulometria (grau de divisão) da droga;

V.   Teor de cinzas totais;

VI. Teor de umidade/perda por dessecação;

VII. Contaminantes macroscópicos;

VIII. Teste limite para metais pesados;

IX. Contaminantes microbiológicos.

Figura 12.1 – Correlação entre as legislações e a prescrição de produtos fitoterápicos.

Prescrição segura		
RDC 10, de 9 de março de 2010 Dispõe sobre a notificação de **drogas vegetais** junto à Agência Nacional de Vigilância Sanitária (ANVISA) e dá outras providências São 66 plantas: • 54 foram liberadas para uso oral; • 21 para uso tópico; • 1 para uso inalatório.	**IN Nº 2 de 13 de maio de 2014** "Lista de **Medicamentos Fitoterápicos** de Registro Simplificado e tradicionais" São 36 medicamentos fitoterápicos: • 27 sem a obrigatoriedade da prescrição médica; • 9 de prescrição médica; • 5 de uso externo; • 16 de uso tradicional.	**Formulário de fitoterápicos farmacopeias brasileira, de 11 de novembro de 2011** "Lista a maneira **correta de preparo e as indicações** e restrições de uso de cada espécie, sendo os requisitos de qualidade definidos nas formas específicas para farmácia de manipulação e farmácia vivas." São 83 monografias de medicamentos: • 47 monografias de drogas vegetais para infusos e decoctos; • 17 de tinturas; • 1 xarope; • 5 géis; • 5 pomadas; • 1 sabonete; • 2 cremes; • 4 bases farmacêuticas; • 1 solução conservante.

Legislação

Mementos oficiais

Publicações que regulamentam e definem os requisitos técnicos legais para a prescrição de plantas medicinais e fitoterápicos, tais como: Memento Fitoterápico (Farmacopeia Brasileira, 1ª edição, 2016), Formulário de Fitoterápicos (Farmacopeia Brasileira, 1ª edição, 2011) e Manual de Fitoterápicos (Principais Interações Medicamentosas, Anfarmag).

Existem duas publicações que auxiliam na prescrição e padronizam o uso de plantas medicinais:

Resolução RDC nº 10, de 9 de março de 2010.

Dispõe sobre a notificação de drogas vegetais junto à Agência Nacional de Vigilância Sanitária (Anvisa) e dá outras providências.

Formulário de Fitoterápicos da Farmacopeia Brasileira. Brasil.

Agência Nacional de Vigilância Sanitária. Formulário de Fitoterápicos da Farmacopeia Brasileira/Agência Nacional de Vigilância Sanitária. Brasília: Anvisa, 2011.

Prescrição padronizada de tinturas

Tintura: maneira de preparo

Processo extrativo produzido a partir de:

Droga vegetal + Veículo ou líquido extrator

1:5 ou 1:10

Teor alcoólico:

40 a 100%

Tabela 12.1 – Exemplos de fitoquímicos extraídos com solventes em teores distintos de etanol

Classe química	Solvente
Cumarinas (do guaco-cheiroso)	Etanol 80%
Flavonoides (da carqueja)	Etanol a 50%
Triterpenos (da castanha da índia)	Etanol a 70%
Saponinas (da polígala)	Etanol a 70%

Fonte: Autoria própria.

■ Atualmente

Publicações que auxiliam na prescrição e padronizam o uso de plantas medicinais:

Formulário de Fitoterápicos da Farmacopeia Brasileira. Brasil.

Agência Nacional de Vigilância Sanitária. Formulário de Fitoterápicos da Farmacopeia Brasileira/Agência Nacional de Vigilância Sanitária. Brasília: Anvisa, 2011.

Formulário Médico Farmacêutico de Fitoterapia

Pharmabooks. 3ª ed. 2012 – José Carlos Tavares.

Formulário Médico Farmacêutico.

Batistuzzo JAO, Itaya M, Eto Y. 3ª ed. São Paulo: Pharmabooks, 2006.

Prescrição padronizada de extratos

Extrato seco: concentração variável

Extratos secos concentrados (não são padronizados em termos do ativo)

Exemplo:

Extrato seco concentrado 5:1 → 1 g do extrato corresponde a 5 g da droga, teoricamente, contém 5 vezes mais princípio ativo do que a droga original.

Extratos secos padronizados → ideal.

Exemplo:

Extrato seco padronizado de *Maytenus ilicifolia* Mart. Ex.: Reissek (espinheira santa) contendo 3,5% de taninos totais (3,5 mg para cada 100 mg do extrato).

Há muitas formas de se produzir os extratos secos

- Usual: 3:1, Bom padrão: 5:1, Diferenciados: 10:1 ou mais, – EGB761= 50:1;
- Ruins: 2:1 ou menos.

■ Condições profissionais para a oferta dos serviços clínicos fitoterápicos pelo farmacêutico

A consulta e prescrição fitoterápica requer conhecimentos específicos em fitoterapia, que devem ser obtidos em cursos de pós-graduação *lato sensu* presencial e ou a distância que especializem o profissional para o atendimento fitoterápico dentro dos preceitos da Fitoterapia Clínica.

Os farmacêuticos devem ainda ter capacitação que envolva o treinamento para atendimento domiciliar por meio de aplicativos de prospecção e solicitação de Farmacêuticos e/ou Farmácias, por geolocalização, a partir de um banco de cadastro de profissionais e/ou estabelecimentos validados por empresas de certificação de competências após capacitação para os serviços de Atendimento Farmacêutico Clínico Domiciliar e/ou Acolhida na Farmácia Cadastrada.

Estrutura básica do consultório

Montagem básica de um consultório farmacêutico fitoterápico e condições técnicas adicionais:

Prescrição segura de plantas medicinais e fitoterápicos baseada em evidência:

- Monografias da OMS;
- Farmacopeias: Brasileira, Britânica, Americana, Europeia, e Mementos oficiais;
- Seleção de bibliografia clínica: Fisiologia, Patologia, Farmacologia, Farmacoterapêutica, etc.;
- e....muito estudo!!!

Estrutura mínima de um consultório farmacêutico em fitoterapia.

Figura 12.2 – Exemplo de estrutura básica do consultório farmacêutico fitoterápico.

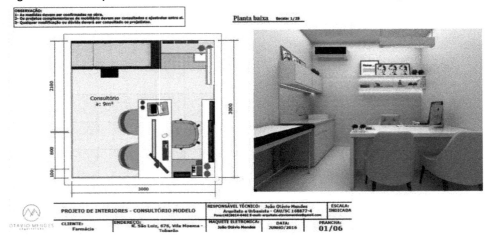

Fonte: Projeto cedido gentilmente pelo Arquiteto João Otávio Mendes, Tubarão, SC.

Conclusões

- O Farmacêutico é o profissional da saúde mais bem preparado para o processo de seleção de alternativas terapêuticas para o paciente em Fitoterapia.
- Mediante uma anamnese farmacêutica, respeitando os limites éticos da profissão, e se utilizando plantas validadas por ensaios clínicos (prescrição baseada em evidência) e/ou descritas em mementos oficiais (farmacopeias, formulários nacionais, monografias da OMS, etc.), o farmacêutico pode selecionar, estabelecer a melhor maneira de apresentação, definir as posologias e tempo de tratamento.

- A fitoterapia é uma ciência reconhecida pela sua eficácia e segurança e pelas altas taxas de adesão ao tratamento pela população.

- Nesse contexto o farmacêutico pode ter um grande diferencial de qualidade na implantação de serviços clínicos em fitoterapia, seja no ambiente de consultório na sua farmácia ou pelo atendimento domiciliar.

■ Referências bibliográficas

- Formulário de fitoterápicos da farmacopeia brasileira. Brasil.
- Agência Nacional de Vigilância Sanitária. Formulário de Fitoterápicos da Farmacopeia Brasileira/Agência Nacional de Vigilância Sanitária. Brasília: Anvisa, 2011.
- Formulário médico farmacêutico de fitoterapia.
- Pharmabooks. 3ª Ed. 2012 – José Carlos Tavares.
- Formulário medico farmacêutico.
- Batistuzzo, J.A.O., Itaya, M., Eto, Y. 3ed, São Paulo: Pharmabooks, 2006.
- Carvalho, ACB et al. J Ethnopharmacol. 2018 Feb 15; 212:29-35.

■ Sites ou links de interesse

- http://www.ncbi.nlm.nih.gov/pubmed (para pesquisar trabalhos científicos).
- http://www.who.int/en/ (para pesquisar mementos oficiais da Organização Mundial da Saúde).
- www.ars-grin.gov/duke (para pesquisar a fitoquímica das plantas medicinais).
- www.herbmed.org (para pesquisar monografias oficiais de plantas medicinais).
- www.theplantlist.org (para informações botânicas seguras e confiáveis).

Farmácia – Áreas de Atuação e Mercado

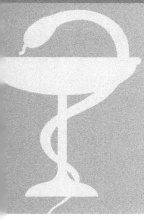

13

Homeopatia

Márcia de Cássia Silva Borges

■ Contextualização histórica e legal do farmacêutico homeopata no Brasil

A Homeopatia no Brasil foi introduzida por um discípulo francês de Hahnemann, Benoit-Jules Mure, que aqui chegou em 21 de novembro de 1840.

Seu primeiro discípulo no Brasil é o médico português João Vicente Martins que propaga a Homeopatia no norte e nordeste do Brasil. Em 2 de julho de 1859 é fundado o Instituto Hahnemanniano do Brasil (IHB) na cidade do Rio de Janeiro.

Em 1952, pelo decreto nº 1552, de 8.07.52, foi tornado obrigatório o ensino da Farmacotécnica Homeopática em todas as faculdades de farmácia do Brasil.

Com a introdução dos cursos de especialização em Farmácia Homeopática, houve um aumento da abertura de novas farmácias homeopáticas Brasil afora! Isso aconteceu em meados dos anos 1980.

A população aos poucos reconheceu esses profissionais de volta aos balcões das farmácias e prontamente aderiu a esta nova possibilidade de ajuda profissional!

Também não era raro a procura espontânea por auxílio farmacêutico para problemas mais comuns, com foco no uso de homeopatia.

O farmacêutico, então, não se preocupava somente em produzir os melhores medicamentos, mas também em oferecer informações preciosas aos clientes, muitas vezes, alheio ao que representava o tratamento homeopático, garantindo assim a adesão ao tratamento.

Claro, associadas às informações sobre o tratamento homeopático propriamente dito, estavam orientações sobre uso de outros medicamentos, alimentação saudável, estilo de vida, autoconhecimento.

No começo da década de 1990, a homeopatia é introduzida nas universidades como disciplina no curso de farmácia. Até então, a homeopatia era ensinada dentro da disciplina de farmacotécnica.

Em 1986, é publicada a Resolução do CFF nº 176 (30/05/1986) que ratifica, como atividade privativa da profissão farmacêutica, a Farmácia Homeopática.

Essa resolução é de suma importância pois ao considerar a farmácia homeopática como atividade exclusiva do farmacêutico afasta a figura do oficial de farmácia como apto à manipulação homeopática.

Esse fato foi um novo marco e demandou uma atualização da resolução do CFF que definia a habilitação para assunção da responsabilidade técnica em homeopatia.

Em 1992, o CFF publica a Resolução do CFF nº 232 (06/05/1992) que dispõe sobre a assunção da Responsabilidade Técnica nas Farmácias Homeopáticas.

Essa resolução reconhece a especialidade farmacêutica em Homeopatia. Ela estabelece as normas para o reconhecimento como farmacêutico homeopata. Foi substituída posteriormente por outras resoluções do CFF.

O âmbito de atuação do farmacêutico homeopata foi definido pela primeira vez por meio da Resolução do CFF nº 357 (2/04/2001) que aprova o regulamento técnico das boas práticas de farmácia. Porém, esta resolução descreve o exercício da profissão farmacêutica como privativa e exclusiva em farmácias, drogarias e ervanarias. Mas não atende as especificidades da atuação do farmacêutico homeopata. Assim em setembro de 2014 é publicada a Resolução do CFF nº 601 (26/09/2014) que dispõe sobre as atribuições do farmacêutico no âmbito da homeopatia.

Em 2016, o Conselho Federal de Farmácia publica a Resolução do CFF nº 635 (14/12/2016), que revoga a resolução nº 601 e a atualiza com a inclusão das atribuições clínicas do farmacêutico e da prescrição farmacêutica em Homeopatia, dentre outras.

Assim, vemos que foram necessárias várias atualizações do perfil legal de atuação do farmacêutico homeopata ao longo do tempo, a medida que o mercado absorve esta mão de obra e acontecem mudanças na formação desse profissional.

Importante registrar que o Brasil é o país que possui o maior número de farmacêuticos homeopatas no mundo! Somos também o país que mais possui farmácias magistrais com manipulação homeopática.

■ O farmacêutico e a produção de medicamentos homeopáticos ao longo do tempo

Ao trazer a homeopatia para o Brasil, Benoit Mure também trouxe sua botica de medicamentos.

Naquela época, o Brasil não possuía autonomia para a produção dos medicamentos, sendo as matérias primas homeopáticas (tinturas, minerais, vegetais) importadas, principalmente da Europa. O cenário nos dias de hoje é bastante diferente e vemos a homeopatia difundida em vários países pelo mundo. No Brasil, o preparo dos medicamentos homeopáticos é respaldado pela Farmacopeia Homeopática Brasileira que teve sua primeira edição publicada em 1977.

Com o aumento do número de farmácias, era necessário padronizar as técnicas de preparo dos medicamentos. Assim surgiu a necessidade de redigir um Manual de Normas Técnicas. No Congresso Brasileiro de Homeopatia de 1988, em Gramado, foram instituídos os Encontros Nacionais de Farmacêuticos Homeopatas.

A publicação do Manual de Normas Técnicas (MNT), em suas duas edições (1991 e 1995), procurou ocupar a lacuna deixada pela inexistência de uma farmacopeia homeopática brasileira que atendesse as necessidades da prática homeopática realizada no país. Atualmente o Manual de Normas Técnicas para Farmácia Homeopática está em sua 4ª edição.

Em 1997, houve a publicação da Farmacopeia Homeopática Brasileira 2ª edição, mais próxima das rotinas realizada das farmácias homeopáticas e em 2011, foi publicada a 3ª edição, ainda em vigor.

No início, as farmácias homeopáticas eram exclusivas para a manipulação desses medicamentos, pois o Decreto nº 57.477 (20/12/1965) diz no seu Capítulo I – *Art. 1º Considera-se farmácia homeopática aquela que somente manipula produtos e fórmulas oficinas e magistrais que obedeçam à farmacotécnica dos códigos e formulários homeopáticos.*

Foi justamente a Resolução do CFF nº 357 (2/04/2001) supracitada que inseriu no seu Art. 2º o seguinte texto: *É permitido ao farmacêutico, quando no exercício da assistência e direção técnica em farmácia:*

I.   *Manipular e dispensar fórmulas alopáticas e homeopáticas, com finalidade profilática, curativa, paliativa, estética ou para fins de diagnóstico;*

II.   *Dispensar medicamentos alopáticos;*

III.   *Dispensar medicamentos homeopáticos.*

Essa resolução foi um marco no segmento magistral brasileiro, pois ampliou o número de farmácias com manipulação magistral homeopática.

■ Produção magistral de medicamentos homeopáticos

Os insumos ativos homeopáticos, como matrizes e tinturas-mãe, são obtidos por meio de laboratórios industriais homeopáticos.

Atualmente, existem poucos laboratórios especializados no Brasil nesse tipo de insumos, porém são essenciais para a produção magistral de medicamentos homeopáticos, assim como os produtores dos chamados insumos inertes, como glóbulos, comprimidos e tabletes.

Infelizmente não temos ainda uma legislação que normatize e privilegie a produção de insumos para medicamentos dinamizados (homeopáticos, antroposóficos, anti-homotóxicos). Assim, esses produtores são obrigados a cumprir uma legislação que não lhes cabe, criando dificuldades técnicas e financeiras. Existe um movimento para que isso se resolva a médio prazo.

Mesmo com um quadro não tão favorável, as farmácias com manipulação homeopática no Brasil têm se expandido.

A produção magistral de medicamentos homeopáticos deve atender ao que está preconizado na Farmacopeia Homeopática Brasileira, edição em vigor, complementada no que está definido no MNTFH da ABFH.

Do ponto de vista sanitário, foram publicadas diversas resoluções pela Anvisa a partir dos anos 2000 (RDC nº 33), que dispõe sobre Boas Práticas de Manipulação de Preparações Magistrais e Oficinais para Uso Humano em farmácias. Atualmente está em vigor a RDC nº 67/2007.

Essa regulamentação trouxe um novo aprendizado para todo o segmento com a incorporação das ferramentas de Gestão da Qualidade na produção de medicamentos magistrais, principalmente, documentais.

Para homeopatia não foi diferente. Afinal estamos falando de substâncias ultradiluídas, sem possibilidade de execução de análises ponderais de seus princípios ativos. Nesse sentido, a garantia da qualidade dos medicamentos homeopáticos dá-se com o uso de três ferramentas fundamentais:

- **Garantia da origem dos insumos** ativos e inertes. Ou seja, ter certeza que se está utilizando exatamente aquele insumo que está descrito nos compêndios oficiais e que possa reproduzir o que está descrito nas Matérias Médicas homeopáticas;

- **Controle de qualidade** desses insumos, principalmente de tinturas-mãe e sais de origem e dos insumos inertes, ou veículos usados em Homeopatia, como etanol, água purificada, glóbulos inertes, comprimidos e tabletes, lactose e a glicerina;

- **Controle em processo**. Esta ferramenta é fundamental! Afinal, se são implantadas verificações sistemáticas nos pontos considerados críticos no preparo dos insumos ou ainda dos medicamentos, podemos garantir o medicamento que será gerado desse processo. É permitir o rastreamento de todo o processo magistral.

O farmacêutico homeopata assume então o papel de "fiel escudeiro" da farmacotécnica homeopática. Que embora simples, do ponto de vista técnico, deve ser reproduzida com precisão.

No segmento magistral, existe a possibilidade do farmacêutico homeopata atuar diretamente na produção de medicamentos homeopáticos ou ainda atuar na Gestão da qualidade da farmácia, a depender de seu porte.

Outra possibilidade é atuar em consultoria de Gestão da Qualidade em farmácias com manipulação homeopática. Elaborando procedimentos, dando treinamentos para equipes, etc. Tenho trabalhado nesse segmento há 13 anos. Claro que meu histórico anterior de 16 anos em farmácia homeopática contribuiu para isso! Além claro, de muito estudo e pesquisa, na área legal e sanitária.

■ Produção industrial de medicamentos homeopáticos

A produção industrial de medicamentos homeopáticos no Brasil se iniciou no começo do século XX, com farmácias homeopáticas que se transformaram em laboratórios.

Os medicamentos homeopáticos industrializados são produzidos em sua maioria por meio dos chamados complexos homeopáticos, ou seja, uma junção de medicamentos homeopáticos que cobrem um determinado conjunto de sinais e sintomas das doenças mais prevalentes na população.

Com o passar dos anos, laboratórios homeopáticos internacionais, trouxeram medicamentos de sua linha para o Brasil, por meio da importação. Estão presentes em farmácias magistrais e drogarias.

O papel do farmacêutico homeopata quer seja no desenvolvimento, controle de qualidade, produção e comercialização desses medicamentos homeopáticos é fundamental.

O grande desafio é validar os métodos industriais que são implantados de modo a respeitar as particularidades dos medicamentos homeopáticos.

O interesse por esse segmento tem crescido e várias indústrias farmacêuticas tem expandido seu rol de produtos com a inclusão de medicamentos homeopáticos, fato que possibilita novas oportunidades profissionais para os farmacêuticos com expertise em homeopatia.

■ Farmacêutico homeopata na atuação junto ao paciente, à família e à comunidade

Desde a ampliação das farmácias homeopáticas no Brasil e mesmo antes da regulamentação da farmácia clínica, o farmacêutico homeopata já atua como educador em Saúde, à medida que informa e orienta seus clientes, ou os cuidadores de tudo que é necessário para obter sucesso no tratamento. Os outros serviços farmacêuticos, como conciliação e interações medicamentosas também são avaliadas, uma vez que o uso concomitante de outros medicamentos alopáticos pode interferir, a depender do caso, na resposta que se espera do tratamento homeopático. Assim, a visão global, ou holística do paciente já é considerada. Seus hábitos de vida, alimentação, etc.

Em muitas farmácias Brasil afora, o farmacêutico homeopata passa a ter um papel de destaque para a comunidade onde atua, justamente por ser esse profissional que está disponível aos clientes. Era e é comum formar uma relação de confiança entre os usuários e o farmacêutico homeopata.

Porém temos um grande desafio pela frente, por conta dos diferentes níveis de habilitação em homeopatia e consequentemente de sua capacitação para atuar na farmácia clínica.

As IES (Instituições de Ensino Superior) que possuem a disciplina de Homeopatia, por conta da carga horária, possuem como foco os fundamentos básicos e a farmacotécnica homeopática, pouco ou nenhum tempo sobrando para ensinar a racionalidade terapêutica da homeopatia. Assim, o farmacêutico que faz esta disciplina, cumpre o estágio obrigatório e homologa nos CRFs, saí habilitado para assumir a responsabilidade técnica em estabelecimentos homeopáticos, mas não capacitado para atuar em farmácia clínica!

Essa distinção deve ser feita, pois pode criar a falsa sensação que estará preparado para prestar serviços farmacêuticos com foco na homeopatia. Assim, é de suma importância que o farmacêutico que pretende atuar em farmácia clínica utilizando a homeopatia como terapêutica, se capacite para tanto!

A associação brasileira de farmacêuticos homeopatas, juntamente com os órgãos reguladores, conselhos regionais e federal de farmácia, têm feito um movimento no sentido de orientar os farmacêuticos desta necessidade.

A clara visão da Farmácia Homeopática como estabelecimento de saúde, ainda é uma possibilidade vislumbrada por poucos! Porém, aqui, devo fazer justiça, pois isto ocorre na farmácia comunitária como um todo, infelizmente!

O Brasil possui profissionais farmacêuticos homeopatas ou não que entenderam esse importante papel das farmácias e têm implantado serviços farmacêuticos de excelência!

Conheço alguns raros farmacêuticos homeopatas que foram pioneiros nessa visão e implantaram a farmácia clínica homeopática há mais de 20 anos e hoje são referência em sua região! Prestam serviços à comunidade e recebem encaminhamento de outros profissionais de saúde, inclusive médicos, que compreendem o importante papel que o farmacêutico homeopata pode ocupar tendo como objetivo o bem-estar do paciente!

Interessante notar, que a farmácia clínica tira do foco o produto e coloca em evidência a pessoa, o paciente! O uso do medicamento é uma das possibilidades, mas não a única! Com certeza uma quebra de paradigma!

Outro fato interessante, é perceber que nesses cuidados, devem ser envolvidas a família e a comunidade! Fácil entender, por exemplo, no caso de crianças ou ainda idosos, se o cuidador (mãe, pai, avós ou cuidador profissional) devem pactuar todo o plano de cuidados, caso contrário, o tratamento homeopático corre o risco do insucesso!

A mãe, pai ou avós que sabem observar seus filhos e netos, identificar os gatilhos que podem levar a um agravamento de problemas de saúde, com certeza têm muito a contribuir no tratamento dos pequenos!

A comunidade também pode contribuir ou não na recuperação ou manutenção da saúde de seus indivíduos! Já vimos inúmeros exemplos, que caso haja culturas inadequadas quanto à hábitos saudáveis, toda a comunidade corre o risco nos casos de doenças epidêmicas, por exemplo.

Atuei em farmácia homeopática por 16 anos e isoladamente ou junto a um grupo de farmacêuticas homeopatas de minha região, promovíamos palestras à comunidade sobre homeopatia. Era muito gratificante, pois percebíamos que quanto mais se disseminava o conhecimento sobre saúde e em especial sobre homeopatia, maior adesão aos tratamentos havia.

Havia o tão falado "empoderamento" do saber, tornando esses indivíduos participantes dos processos de saúde e doença individual e de seus familiares!

Quando tenho oportunidade de falar para um público de farmacêuticos, gosto de questionar o que realmente eles querem: *ser mais um farmacêutico* ou ser *o farmacêutico que faz a diferença* onde atua! É uma questão de escolha!

■ Farmacêutico homeopata no ensino e na pesquisa

Infelizmente como em outras áreas, o ensino em homeopatia, não exige necessariamente o mestrado ou mesmo a especialização nessa área!

No Brasil, o ensino da homeopatia na graduação, como disciplina depende de cada instituição de ensino superior. Temos belíssimos exemplos, de colegas que desenvolvem um ensino consistente, assim como o cuidado quanto á inserção do futuro profissional homeopata no mercado, por meio da experiência do estágio em farmácias escolas ou ainda farmácia comunitárias com manipulação homeopática.

Porém, temos nos deparado com outras IES, não tão preocupadas com esta formação, onde a disciplina é imposta a docentes sem nenhuma formação nessa área, desinformando os graduandos, mais do que formando! Ainda há muito a avançar!

Existe ainda a docência em cursos *lato sensu* de homeopatia. Nesses casos, existe quase um consenso que esse professor deve possuir uma formação mais robusta!

Quanto à pesquisa em homeopatia, ao contrário do que se pensa, existem várias envolvendo farmacêuticos, no Brasil e na Europa. Aliás, o Brasil possui uma das maiores pesquisadoras em homeopatia, farmacêutica homeopata, professora doutora da UFRJ, Dra. Carla Holandino Quaresma.

Nesse sentido, a presença de um farmacêutico na pesquisa clínica homeopática, por exemplo, se justifica, de modo a garantir a produção, distribuição e acompanhamento farmacoterapêutico do que está sendo estudado, dentre outras funções.

Existem pesquisas também envolvendo diretamente a tecnologia farmacêutica da obtenção ou controle de qualidade dos insumos homeopáticos.

Ainda há muito a se explorar, como por exemplo, sobre o mecanismo de ação dos medicamentos homeopáticos. Interessante registrar que outras ciências têm contribuído muito nessas pesquisas, como por exemplo, a física quântica e a biofísica!

Deve haver um olhar diferenciado ao estudar os medicamentos homeopáticos, afinal estamos falando de substâncias ultradiluídas, onde os métodos clássicos de pesquisa não são totalmente cabíveis.

Assim, a pesquisa em homeopatia precisa ser realizada por aqueles que pensam além, como dizem "pensam fora da caixinha" para entender que possuímos atualmente uma defasagem tecnológica na pesquisa! Ou seja, os métodos atuais devem ser repensados! Afinal, a eficácia já está comprovada há mais de 200 anos, e como sabemos, a clínica é soberana!

■ Farmacêutico homeopata na gestão pública e no controle social

Com a expansão das políticas públicas de saúde do SUS para as Práticas Integrativas e complementares, o farmacêutico homeopata tem a possibilidade de atuar em diferentes frentes. Veja o que consta na Resolução do CFF nº 635 de 14/12/2016, que dispõe sobre as atribuições do farmacêutico no âmbito da homeopatia e dá outras providências.

Seção VII – Das atribuições do farmacêutico homeopata vinculadas à gestão pública e ao controle social

O farmacêutico homeopata poderá planejar, executar e avaliar ações em consonância com as políticas públicas do SUS, especialmente com a Política Nacional de Práticas Integrativas e Complementares, desenvolvendo as seguintes atribuições:

I. Acompanhar e/ou coordenar a promoção da assistência farmacêutica com medicamentos homeopáticos nas esferas municipais, estaduais e federal;

II. Apoiar e fortalecer parcerias com instituições públicas, privadas e demais formas de organização social para implantação, manutenção e capacitação de equipe técnica farmacêutica e de campo de produção científica da homeopatia;

III. Apoiar a incorporação da homeopatia nos diferentes níveis de atenção à saúde, com ênfase na atenção básica.

IV. Buscar viabilizar recursos financeiros para promover o desenvolvimento do conjunto de atividades essenciais às boas práticas em homeopatia, considerando as suas peculiaridades técnicas;

V. Promover o acesso pelo usuário do SUS ao medicamento homeopático prescrito;

VI. Acompanhar e avaliar a inserção e a implementação do cuidado em homeopatia no SUS;

VII. Socializar informações sobre a homeopatia e as características da sua prática, adequando-as aos diversos grupos populacionais;

VIII. Apoiar o desenvolvimento de estudos e pesquisas que avaliem a qualidade e aprimorem a cuidado em homeopatia no SUS.

Tenho o grande prazer em conhecer colegas farmacêuticos ou de outras formações, atuantes dentro do Ministério da Saúde, que tem trabalhado arduamente para que a atuação dos farmacêuticos homeopatas se amplie cada vez mais no SUS, quer seja por meio da assistência farmacêutica em homeopatia no Departamento de Assistência Básica (DAB), quer no Departamento de Assistência Farmacêutica (DAF). Outros exemplos, são de colegas que estão na gestão local do SUS em várias cidades, onde as práticas integrativas estão incorporadas, promovendo a capacitação dos profissionais farmacêuticos em homeopatia, para que possam prestar assistência farmacêutica nessa área e nas outras práticas.

Os gestores já perceberam que a inclusão dessas práticas, vêm de encontro a um desejo da população, e claro pela percepção, por meio de estudos, que as práticas integrativas reduzem os custos do sistema de saúde, por meio de tecnologias de saúde mais baratas e acessíveis, e menor busca aos prontos socorros municipais e estaduais para problemas básicos, que podem ser resolvidos mais facilmente numa Unidade Básica de Saúde, por exemplo.

Aqui voltamos os princípios básicos e filosóficos da homeopatia, uma vez, que o ser humano é avaliado holisticamente, ou seja, são avaliadas suas necessidades físicas e emocionais, educá-lo em saúde permite dar suporte para sua autonomia e responsabilidade sobre seus hábitos de vida, suas escolhas e possíveis consequências quanto à sua saúde ou a doença.

Como você pode perceber, procurei explorar todos os campos de atuação de um farmacêutico que tem interesse em homeopatia.

As opções são muitas, mas acima de tudo, requer o compromisso com o conhecimento e com o comprometimento profundo com o bem-estar do seu próximo.

Homeopatia é ciência! E ciência exige estudo permanente! Você está disposto a encarar esse desafio?

Boa sorte!

Saudações homeopáticas.

■ Referências bibliográficas

- A Homeopatia no Brasil – Acessado em 17/06/2018. Disponível em: https://aph.org.br/a-homeopatia-no-brasil/
- A História do medicamento – Acessado em 17/06/2018. Disponível em: http://www.hncristiano.com.br/hnc/homeopatia-artigos/39-historiamedicamentos
- Ministério da Saúde. Farmacopeia Homeopática Brasileira. 3ª ed., 2011 – Acessado em 17/06/2018. Disponível em: http://www.anvisa.gov.br/hotsite/farmacopeiabrasileira/conteudo/3a_edicao.pdf
- ConselhoFederaldeFarmácia--ResoluçõesdoCFF.Acessadoem17/06/2018.Disponívelem:http://cff-br.implanta.net.br/portaltransparencia/#publico/Listas?id=704808bb-41da-4658-97d9-c0978c6334dc

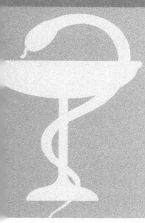

14

Distribuição e Transporte

Vitor de Oliveira

▪ Introdução

Era por volta das 21 horas, do dia 23 de maio de 2018, quando eu saí de uma exposição profissional da indústria farmacêutica. Alguém alertou sobre uma greve dos caminhoneiros a iniciar e uma possível falta de combustível. Não levei muito a sério. Era um ano de certa turbulência social, mas nada que anunciasse o caos.

Na volta, vi alguns postos de gasolina com filas razoavelmente grandes, atípicas para aquele horário. Ainda não convencido, apenas por precaução, decido me render à opinião dos arautos das tragédias e resolvi parar num posto. Na região onde moro, há um bom número de opções e logo ao avistar o primeiro, vi que estava vazio e fiz o retorno em sua direção. Vazio. Certamente, como imaginava, era uma preocupação exagerada, mas, pelo sim, pelo não, não custava nada abastecer. Cheguei no posto vazio. Não tinham mais gasolina... Mau começo. A greve mal se anunciava e já havia um posto sem combustível. Coisa normal para esse tipo de situação: o anúncio e expectativa da tragédia, muitas vezes, são a causa dessa tragédia.

Mais um retorno e outro posto. Uma certa fila, atípica, novamente, mas nada que assustasse. Parei, abasteci e, tanque cheio, troquei algumas palavras com o frentista. Parecia que era coisa séria e que a greve aconteceria mesmo. Ainda meio descrente, mas já um pouco mais precavido, encerrei o dia de trabalho.

No dia seguinte, último da exposição farmacêutica da qual eu participava, os sinais de que teríamos problemas já eram mais evidentes: filas nos postos, grupos de *WhatsApp* se organizando para trocar informações sobre postos onde era possível encontrar combustível, e uma certa redução no número de visitantes à exposição. Ainda assim, nada trágico, mas já preocupante.

No terceiro dia, os problemas já eram evidentes: empresas anunciavam possível atrasos nas entregas de seus produtos, dos escritórios vinham orientações para, na medida do possível, evitar atividades externas e priorizar o *home office*, diversas atividades canceladas.

Nos dias seguintes, as filas chegavam a horas de espera nos poucos postos onde ainda se encontrava algum produto disponível, policiais tentando garantir alguma ordem na distribuição do produto aos nem sempre pacientes clientes, trânsito reduzido nas grandes cidades, denotando claramente a falta do produto, prejuízos se acumulando na maioria dos setores produtivos, ameaça de intervenção militar...

Ao sétimo dia, o saldo calculado já era de, pelo menos, R$ 9,5 bilhões. Para o setor farmacêutico, calculava-se R$ 1,0 bilhão em perdas. Medicamentos, oxigênio e outros produtos já faltavam nas prateleiras das farmácias e dos hospitais. Produtos perecíveis se perdiam nos armazéns. E a greve ainda perduraria até o 11º dia.

Essa história é verídica. É real e aconteceu em 2018. Comecei este capítulo com ela, pois é um bom exemplo da importância da distribuição e transporte na cadeia produtiva. Bastaram dois dias de paralisação para que os transtornos se tornassem visíveis e mais uns poucos dias para que os prejuízos fossem evidentes. É importante destacar que o objetivo desta introdução não é, de maneira alguma, julgar a validade ou coerência da grave, em si. A sociedade se dividiu entre os que apoiavam e os que rejeitavam a iniciativa, e essa avaliação não é objeto da nossa discussão. O que se quis exemplificar aqui é, tão somente, que a distribuição e transporte são elementos essenciais da cadeia produtiva e que uma falha nesse sistema, certamente, irá colocar em risco toda a cadeia, tanto pela falta de produtos nos pontos de uso quanto pelo risco de deterioração dos itens, conforme trataremos mais à frente.

Isso posto e feitas as ressalvas acima, estamos prontos para entrar, especificamente na Distribuição e Transporte de produtos sujeitos ao regime de vigilância sanitária, de que se trata, sua importância e a atuação do profissional farmacêutico.

■ Distribuição e transporte

A preocupação com a distribuição e transporte de produtos sujeitos ao regime de vigilância sanitária não é nova. Já a Lei nº 5.991/73 que dispõe sobre o Controle Sanitário do Comércio de Drogas, Medicamentos, Insumos

Farmacêuticos e Correlatos apresenta as definições de Distribuidor, representante, importador e exportador (Art.4º – XVI e, armazém e empório (Art. 4º – XIX). Já o artigo 21º dizia:

> *O comércio, a dispensação, a representação ou distribuição e a importação ou exportação de drogas, medicamentos, insumos farmacêuticos e correlatos será exercido somente por empresas e estabelecimentos licenciados pelo órgão sanitário competente dos Estados, do Distrito Federal e dos Territórios, em conformidade com a legislação supletiva a ser baixada pelos mesmos, respeitadas as disposições desta Lei.*

Mais tarde, a Lei nº 6.360/76 que dispõe sobre a vigilância sanitária a que ficam sujeitos os medicamentos, as drogas, os insumos farmacêuticos e correlatos, cosméticos, saneantes e outros produtos, estabelece, logo no início de sus redação:

> *Art. 2º Somente poderão extrair, produzir, fabricar, transformar, sintetizar, purificar, fracionar, embalar, reembalar, **importar, exportar, armazenar ou expedir** os produtos de que trata o Art. 1 as empresas para tal fim autorizadas pelo Ministério da Saúde e cujos estabelecimentos hajam sido licenciados pelo órgão sanitário das Unidades Federativas em que se localizem – Nota: grifos meus.*

Atualmente, não existe uma legislação de distribuição e transporte consolidada num único documento. Dada a variedade de atividades que ela abrange e devido a questões técnicas e políticas, é preciso percorrer um grande número de normas para um entendimento geral dessa tão complexa área. A Cartilha de Distribuição e Transporte do CRF-SP, por exemplo, cita mais de 100 normas relacionadas ao tema. Dependendo da área de atuação, o farmacêutico deverá se familiarizar com aquelas que se apliquem, conforme o caso.

Para a comunidade europeia, encontramos duas normas consolidadas (*Commission Guidelines*) que, ainda que não cubram a totalidade das áreas e atividades de Distribuição e Transporte, constituem-se num muito interessante apanhado cuja leitura eu recomendo àqueles que desejem compreender os seus princípios básicos, ainda que, logicamente, não tenham força de lei para as atividades desenvolvidas em solo nacional.

O Guia de Boas Práticas de Distribuição da Organização Mundial de Saúde é outro documento que vale a pena ser visitado, para aqueles que desejem ter uma visão global do assunto.

São muito variadas as áreas de atuação do profissional farmacêutico na Distribuição e Transporte. Vejamos algumas delas no próximo capítulo.

■ Áreas de atuação – logística farmacêutica

Várias definições para o termo logística podem ser encontradas na literatura. Apresentamos uma delas, a título de exemplo:

> *"Logística é parte integrante do processo da cadeia de abastecimento que planeja, implementa e controla, de maneira eficaz e eficiente, o fluxo e armazenamento de bens, serviços e informação relacionada, desde o ponto de origem ao ponto de consumo, de modo a atender aos requisitos dos clientes."*

Logo, são muito variadas as áreas abrangidas pelo que chamamos, até simplificadamente, de Distribuição e Transporte.

Os principais tipos de empresas que apresentam relação com a área de atuação do farmacêutico são apresentados, a seguir:

Distribuidor: é a empresa que adquire produtos para posterior distribuição, tipicamente local.

Importador: importa o produto em sua embalagem original para distribuição e venda locais.

Operador logístico: empresa que realiza um conjunto de atividades relacionadas à distribuição tais como armazenamento, distribuição, transporte, etc.

Recintos alfandegados: locais onde se realiza o desembaraço aduaneiro dos produtos. Podem estar localizados nas zonas primárias ou zonas secundárias (Nota: para uma explicação detalhada sobre a atuação em Recintos alfandegados, recomenda-se a leitura do Manual de Orientação ao Farmacêutico do CRF-SP).

Transportadoras: responsável pelo transporte dos produtos em todas as suas etapas (insumos e produtos acabados).

Postos de dispensação: qualquer local de armazenagem dos produtos para dispensação contém elementos relacionados às boas práticas de Distribuição e Transporte.

Armazenador: empresa que se presta à armazenagem de produtos, em geral prestando serviços para terceiros, mas, algumas vezes, para a própria empresa de cujo grupo ela faz parte.

Fabricantes: empresas que fabricam os produtos. Inclui os fabricantes farmacêuticos, farmoquímicos e produtos para a saúde.

Centros de distribuição: responsáveis pela aquisição e posterior distribuição dos produtos para as unidades de venda. Inclui centros de distribuição para farmácias e drogarias e armazéns do setor público, dentre outros.

Quanto aos produtos, vale destacar que, embora o farmacêutico seja, em geral, associado ao desenvolvimento, produção, controle e distribuição dos medicamentos, a atuação desse profissional vai além dessa categoria de produtos. Algumas são privativas do farmacêutico enquanto em outras a responsabilidade técnica pode ser exercida, igualmente, por outras categorias profissionais. Em todas elas, a qualificação profissional do farmacêutico o habilita a exercer uma função relevante dentro das empresas.

Algumas categorias de produtos mais conhecidas, incluem:

- Medicamentos;
- Insumos farmacêuticos (ativos e excipientes);
- Insumos controlados (sujeitos ao controle especial, conforme Portaria 344 de 1998, da Anvisa e suas atualizações);
- Produtos para a saúde (inclui uma grande variedade de produtos, alguns de alta complexidades como válvulas cardíacas, próteses ortopédicas e *stents* vasculares, equipamentos para tratamento e diagnóstico, dentre outros;
- Produtos odontológicos;
- Insumos veterinários;
- Insumos alimentícios;
- etc.

Cada uma dessas empresas e categorias de produtos apresenta excelentes oportunidades de atuação para o farmacêutico, seja por exigência da legislação sanitária específica que determina a presença de um responsável técnico, seja pela gestão do sistema da qualidade, suporte comercial, apoio regulatório dentre outras. Trataremos desse tópico no próximo capítulo.

■ Atuação profissional

É muito grande a variedade de possibilidades de atuação profissional nas áreas de Distribuição e Transporte. Ainda que nem sempre bem compreendida e valorizada, uma análise técnica sobre o tema não deixa qualquer dúvida sobre a relevância da assistência profissional. Para algumas áreas, existe bem determinada na legislação a necessidade da presença do farmacêutico. Em outros casos, o conhecimento técnico desse profissional agrega valor aos processos, tornando-se peça fundamental na gestão de diferentes sistemas da empresa.

Entretanto, antes de adentrarmos nas especificidades da atuação profissional, vale a pena procurar entender um ponto em particular: é necessária a presença do farmacêutico? Ou trata-se apenas de uma incômoda exigência legal a que a administração da empresa está sujeita? Vejamos algumas ponderações e alguns exemplos.

Vamos imaginar a produção de um medicamento. A empresa recebeu os insumos farmacêuticos. Primeiramente, irá verificar a documentação e assegurar-se de que se trata da especificação predeterminada. A seguir, serão feitas as análises de controle de qualidade necessárias, sejam elas físico-químicas e/ou microbiológicas. A seguir, entrarão em produção. Novas conferências serão feitas. Ao longo do processo haverá diversos pontos de controle de modo a assegurar que o produto segue sendo elaborado de acordo com procedimentos e especificações predeterminadas. Ao final, o produto acabado será conferido no que diz respeito à rotulagem e aspecto. E o produto, finalmente, será submetido à um rigoroso processo de controle de qualidade, envolvendo uma série de análises de modo a assegurar a conformidade com as especificações. Tudo isso terá sido precedido por extensos processos de validação de métodos, processos, qualificação de equipamentos, análises de risco, dentre outros. Até aqui, muito resumidamente, estamos falando das etapas de produção. Vejam quantas são as oportunidades de detectar alguma anomalia, algum erro ou falha que possa comprometer a qualidade dos produtos.

Eis que, então, tudo pronto, o produto será expedido, ou seja, será despachado da empresa produtora para o consumidor final. Porém, apenas raramente esse envio é feito diretamente. Em geral, ele será coletado por uma transportadora, será enviado para um armazém. Nesse local, é possível que a carga seja fracionada em cargas menores, ou que seja consolidada numa carga maior. Poderá viaja vários dias pelas estradas, rios, ares...

Nesse tempo e trajeto, os produtos estarão sujeitos a variações de temperatura, umidade, trepidação, exposição solar, contaminações dos mais diferentes tipos, químicas, microbiológicas, sejam elas advindas de condições do ambiente, sejam oriundas de outros produtos armazenados ou transportados conjuntamente, sem os devidos cuidados.

Ocorre que, ao contrário ao ambiente controlado da indústria, onde os processos e insumos estão ao alcance das mãos, olhos e sofisticados equipamentos do controle e garantia da qualidade, a partir da porta para fora, não haverá mais qualquer análise do produto. Portanto, qualquer alteração que venha a danificar o produto, não estará passível de uma identificação clara, a menos que cause alguma alteração física muito significativa (uma alteração de cor, por exemplo) que possa servir de alerta para ao usuário final.

E que tipo de alteração pode ocorrer? As mais diversas. O exemplo típico, é a interferência da temperatura. Alterações não controladas e não previstas podem acelerar as velocidades de reações químicas e, consequentemente, degradar o produto ou reduzir o seu prazo de validade. Variações de umidade podem, igualmente, interferir na estabilidade das formulações, provocando ou acelerando reações de hidrólise. Trepidações excessivas podem causar ruptura do acondicionamento ou desestabilizar formulações semissólidas. Contaminações dos mais diferentes tipos podem ocorrer, seja pelo contato ou proximidade com outros produtos, seja por elementos ambientais.

Notem, nesse ponto, que o produto não será submetido a outras análises e que, portanto, a única maneira de garantir a qualidade até o consumidor final é uma gestão efetiva do sistema da qualidade. Essa, talvez, seja a função mais importante da atividade farmacêutica no que diz respeito à garantia de qualidade e segurança dos produtos.

Enfim, independentemente das determinações legais que, para diversas atividades, exigem a presença do farmacêutico, é importante destacar que faz todo o sentido sua atuação nas diversas áreas de distribuição e transporte.

Não obstante, muitas vezes em cursos ou palestras que ministramos, costumam surgir dúvidas sobre as atividades específicas a serem desempenhadas pelo farmacêutico, mesmo entre colegas que já atuam na área. Vamos listar algumas dessas atividades, sem a pretensão de elaborar uma lista conclusiva:

- Gerenciamento das autorizações e licenças sanitárias necessárias para funcionamento da empresa. Condução dos processos de obtenção dos documentos.
- Gestão do Sistema da Qualidade, em todos os seus aspectos.
- Elaboração do Manual da Qualidade.
- Elaboração e condução do programa de treinamento de funcionários.
- Elaboração e gerenciamento do programa CAPA (*Corrective Actions*, *Preventive Actions* – Ações corretivas, ações preventivas).
- Análise de risco das operações que possam interferir na qualidade dos produtos.
- Qualificação de fornecedores e parceiros comerciais e operacionais.
- Elaboração, implementação e monitoramento de indicadores da qualidade.
- Monitoramento dos parâmetros de temperatura e umidade sua análise crítica, incluindo ações a serem conduzidas em casos de não conformidade.
- Suporte à área comercial na discussão de demandas de clientes e necessidades regulatórias.
- Gerenciamento da área de fracionamento e do departamento de controle de qualidade no caso de empresas distribuidoras de insumos farmacêuticos com fracionamento.

- Elaboração dos procedimentos operacionais das atividades que podem vir a interferir na qualidade dos produtos. Treinar a equipe de funcionários cujas atividades estejam relacionadas aos diferentes tópicos. Garantir o gerenciamento da distribuição e arquivamento dos documentos, incluindo versões obsoletas. Aqui, a lista é extensa e variável, de acordo com a natureza da operação da empresa. A título de exemplo, segue uma lista (não exaustiva) de alguns procedimentos mais encontrados:
  - ☐ Recebimento e Conferência de Mercadorias. Avaliação das Embalagens.
  - ☐ Elaboração, Revisão e Atualização de Procedimentos.
  - ☐ Quarentena: critérios e segurança quanto ao uso indevido dos produtos.
  - ☐ Instruções para Armazenagem dos produtos.
  - ☐ Compatibilidade de Cargas (tanto para armazenagem quanto para transporte).
  - ☐ Análise de Insumos (para distribuidoras de insumos com fracionamento).
  - ☐ Segurança no Manuseio dos Produtos. Fichas de segurança.
  - ☐ Expedição de Produto.
  - ☐ Coleta, Entrega e Manutenção dos Veículos.
  - ☐ Limpeza dos Veículos.
  - ☐ Contrato, Controle e Relações com Armazém Terceirizado.
  - ☐ Importação para Estoque Local.
  - ☐ Qualificação de Empresas Terceirizadas.
  - ☐ Reclamações de Clientes.
  - ☐ Recolhimento e Devoluções.
  - ☐ Direcionamento de Produtos Não Conformes.
  - ☐ Rastreabilidade.
  - ☐ Auditoria Interna.
  - ☐ Inspeções de Órgãos Oficiais da Área de Saúde.
  - ☐ Programa de Treinamento.
  - ☐ Especificação de Cliente.
  - ☐ Qualificação de Clientes.
  - ☐ Avaliação de AFE, AE e Licenças de Transportadoras.
  - ☐ Qualificação de Fornecedores.
  - ☐ Tratamento de produtos sujeitos ao controle da Portaria 344/98.

- Substâncias sujeitas a solicitação de cotas de importação.
- Controles e Mapas requeridos pelas autoridades competentes.
- Diferenças regulatórias entre países com os quais a empresa transaciona.
- Rotulagem e embalagem.
- Procedimento para produtos sujeitos a controle da Polícia Federal, Polícia Civil e Ministério do Exército.

■ Transporte

Conceitualmente, a maioria dos elementos expostas anteriormente se aplicam à área de transporte e às empresas transportadoras. Entretanto, ainda existe alguma relutância por parte de determinados setores em compreender a importância da assistência farmacêutica nesse segmento. Espero que, em face do exposto neste breve capítulo, não perdurem dúvidas sobre a relevância da contribuição desse profissional nessa área de atuação.

Sob uma perspectiva de análise de risco, creio que será fácil concordar que a etapa de transporte é uma das mais críticas na cadeia logística. Variações de rotas, mudanças de temperatura, defeitos técnicos nos equipamentos de refrigeração, manuseio de carga, são apenas alguns dos elementos a serem considerados que contribuem para uma especial preocupação. Conforme comentamos antes, somente um eficaz sistema da qualidade será capaz de minimizar os riscos e assegurar um produto de qualidade ao consumidor final

■ Habilidades e conhecimentos necessários

É difícil definir um conjunto único de habilidades e conhecimentos necessários à atuação na logística farmacêutica, dada a grande variedade de tipos de empresas, seja por suas naturezas ou portes. Uma tentativa de resumo dessas habilidades abrange:

- Variado conhecimento técnico: o profissional de Distribuição e Transporte se verá às voltas com questões regulatórias, sistemas da qualidade, estabilidade de produtos e diversos outros temas.
- Autogerenciamento: no cenário atual, à época em que este capítulo foi escrito, ainda vemos muitas empresas de pequeno e médio portes com um número reduzido de profissionais farmacêuticos. Muitas vezes, a atuação será individual, o que exigirá disciplina para gerir inúmeros assuntos de naturezas diversas assim como disciplina para atuar com o mínimo de supervisão e capacidade de estabelecer metas e levá-las a cumprimento.
- Poder de persuasão e comunicação.

■ Considerações finais

A recordação da greve dos caminhoneiros sobre a qual tratamos no início, nos dá um exemplo da importância da Distribuição e Transporte na vida de cada um e da sociedade como um todo. Inúmeros outros exemplos poderiam ser citados, mas dada a limitação de espaço, espero que este breve relato tenha sido suficiente para chamar a atenção para esta importante área da cadeia produtiva.

A presença do farmacêutico é de fundamental importância para uma bem-sucedida gestão de distribuição e transporte dos produtos sujeitos ao regime de vigilância sanitária. Entretanto, ainda são muitos os desafios que vão desde a falta de certas normas que abarquem alguns aspectos importantes da logística até a falta de reconhecimento da importância do profissional farmacêutico por parte de certos setores da sociedade e do meio empresarial.

Considero que ainda estamos numa fase de consolidação dessa área de atuação e sigo otimista com o futuro. Acompanhando os sinais do mercado, vemos que, pouco a pouco, muitas vezes mais lentamente do que desejaríamos, o segmento vem ganhando reconhecimento.

Alguns setores como o da distribuição de insumos já demonstram uma certa consolidação da atuação farmacêutica, inclusive com forte presença na área técnico-comercial. Outros ainda carecem de um entendimento mais profundo dos benefícios que a assistência farmacêutica pode trazer, mas acreditamos que é questão de tempo para que o cenário se torne mais favorável.

Nossas universidades ainda carecem que disciplinas voltadas para esta área, porém vários cursos de extensão e pós-graduação já são oferecidos por diversas instituições, o que será muito importante para a formação de um corpo de profissionais competentes e que será de crucial importância para a valorização dessa tão importante atividade.

■ Referências bibliográficas

- Valor Econômico – versão on-line. https://www.valor.com.br/brasil/5551965/perdas-com-greve-de-caminhoneiros-superam-r-95-bilhoes-em-cinco-dias
- Brasil, Ministério da Saúde -- Lei nº 5.991 de 17 de dezembro de 1973, Publicada no DOU em 19/12/1973.
- Brasil, Ministério da Saúde – Lei nº 6.360, de 23 de setembro de 1976, Publicado no D.O.U. de 24/09/1976.
- Cartilha de Distribuição e Transporte. Publicação do Conselho Regional de Farmácia do Estado de São Paulo – Secretaria dos Colaboradores – Comissão Assessora de Distribuição e Transporte – São Paulo, SP – 2016.
- Commission guideline 2013/C 343/01 on Good Distribution Practice of Medicinal products for human use – 5 November 2013.

- Commission guideline 2015/C 95/01 on principles of Good Distribution Practice for Active substances for medicinal products for human use – 19 March 2015.
- World Health Organization WHO Technical Report Series, No. 957, 2010 Annex 5 WHO good distribution practices for pharmaceutical products.
- Council of Logistics Management, apud Vantine, J. G. – Nos caminhos da logística. Coleção Memórias. Edição: NTC&Logística – São Paulo – SP – 2012. Pag.29.
- Manual de Orientação ao Farmacêutico – Atuação em recintos alfandegados – Portos. Publicação do Conselho Regional de Farmácia do Estado de São Paulo – Secretaria dos Colaboradores – Comissão Assessora Regional de Distribuição e Transporte. Abril/2017.

Farmácia – Áreas de Atuação e Mercado

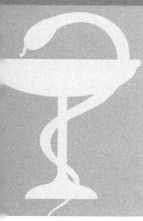

15

Indústria e P&D

João Paulo dos Santos Fernandes • Márcio Ferrarini • Michelle Fidelis Corrêa • Newton Andréo Filho

Talvez poucas áreas de atuação do profissional farmacêutico sejam tão amplas como a indústria farmacêutica. São tantas diferentes funções em inúmeras diferentes áreas e setores de atuação que, neste capítulo, daremos foco a algumas áreas mais específicas: produção de medicamentos, controle de qualidade, garantia da qualidade e pesquisa e desenvolvimento de novos produtos.

As grandes indústrias farmacêuticas mundiais (muitas vezes conhecidas como *Big Pharma's*) como a Pfizer, Merck, Roche e outras movimentam bilhões de dólares anualmente, e consequentemente também investem boa parte de seus lucros à pesquisa e desenvolvimento (P&D) de novos fármacos e produtos farmacêuticos. Assim, oportunidades de atuação em P&D são maiores nos laboratórios multinacionais (mas não somente). A indústria farmacêutica nacional é mais desenvolvida na produção de medicamentos genéricos e similares, embora nos últimos anos laboratórios, como Aché, Cristália e Eurofarma, impulsionados pela lei de patentes brasileira, têm desenvolvido a área de P&D de novos fármacos, e assim oportunidades nessa área também estão surgindo.

A indústria farmacêutica no Brasil surgiu no final do século XIX e início do século XX, promovendo uma importante mudança no cenário de atuação do profissional farmacêutico brasileiro, que antes se dedicava à atuação nas boticas/farmácias. Muitos desses profissionais, atraídos pelos bons salários, foram atuar na produção de medicamentos em escala industrial. Com a regulamentação do setor, novas áreas de atuação surgiram, permitindo ao farmacêutico atuar em áreas ligadas aos assuntos regulatórios, atendimento ao consumidor e ao prescritor, marketing, desenvolvimento de produtos, controle e garantia da qualidade, dentre outros.

Dados do Sindusfarma mostram que atualmente o Brasil é o oitavo mercado farmacêutico mundial, tendo movimentado R$ 56,8 bilhões em 2017, e constituído por 241 laboratórios farmacêuticos nacionais e internacionais. Em relação ao trabalho e emprego, o setor foi responsável por mais de 97 mil empregos diretos em 2016, sendo mais da metade (cerca de 55%) no estado de São Paulo.

A Resolução nº 387 de 2002, do Conselho Federal de Farmácia estabelece que toda atividade relacionada ao processo de fabricação de medicamentos é privativa do farmacêutico, e esse deve ter profundo conhecimento das Boas Práticas de Fabricação (BPF). Assim, o conhecimento e aplicação das BPF, seu gerenciamento e implantação são de competência do profissional farmacêutico, que deve ter habilidades e competências de elevado conhecimento técnico-científico para exercê-las.

Podemos resumir a atuação no farmacêutico na indústria de medicamentos nas principais áreas a seguir. Algumas dessas principais áreas de atuação serão detalhadas nas próximas seções deste capítulo.

* Produção de medicamentos;
* Sistema de garantia da qualidade;
* Elaboração e controle de documentação técnica;
* Controle de qualidade de produtos;
* Administração dos insumos farmacêuticos;
* Registro e assuntos regulatórios;
* Serviço de atendimento ao paciente e prescritor;
* Planejamento e controle da produção;
* Marketing de produtos farmacêuticos;
* Pesquisa e desenvolvimento de produtos.

■ Produção de medicamentos

Atualmente, o Brasil tem seu parque fabril farmacêutico muito bem estabelecido e conta com número bastante grande de empresas farmacêuticas de diferentes portes, tanto nacionais quanto multinacionais, com capacidade de produção bastante variada. Apesar da diferença de porte e capacidade produtiva, alguns pontos são comuns entre as diferentes empresas e serão destacadas neste texto.

O primeiro ponto a ser destacado refere-se às linhas de produção, visto que, apesar de existirem diferenças, as empresas basicamente mantêm linhas destinadas à produção das formas farmacêuticas convencionais não estéreis como comprimidos e cápsulas (sólidas), soluções e suspensões (líquidas), cremes, géis e pastas (semissólidos). O fato de se trabalhar com formas convencionais, já consagradas pelos consumidores e prescritores, não diminui a necessidade de se buscar cada vez mais processos de alta tecnologia para a produção de produtos de alta qualidade, com baixa variabilidade entre lotes e unidades de um mesmo lote, com total rastreabilidade de insumos e processos utilizados para a produção do medicamento.

Graças a uma intensa e rigorosa legislação e normatização imposta por órgãos reguladores e certificadores nacionais (Anvisa – Agência Nacional de Vigilância Sanitária; MAPA – Ministério da Agricultura, Pecuária e Abastecimento) e internacionais (*FDA – Food and Drug Administration*: Agência dos Estados Unidos da America; *EMA – European Medicines Agency*: Agência Europeia; *ISO – International Oraganization for Standardization*; *ICH – International Conference on Harmonization*) e a busca pela conquista de mercados, nacional e internacional, cada vez mais exigentes e ávidos por produtos inovadores e de alta qualidade que garantam ao consumidor, em sua essência, produtos eficazes e seguros, as indústrias de maior porte perseguem, em sua rotina diária, a melhor maneira de produzir e como e onde inovar em seus produtos.

Postura como esta tem rendido à indústria nacional o topo da lista de maiores faturamentos no mercado, alavancadas pelos medicamentos genéricos no início dos anos 2000. Dados do Guia Interfarma 2018, mostram que empresas nacionais, como Aché (1º), EMS Pharma (2º), Eurofarma (4º), Neo Química (5º) e Libbs (8º) têm ocupado posição de liderança dentro do ranking de faturamento da indústria farmacêutica, das quais, Aché, EMS Pharma e Eurofarma, estão entre os cinco maiores faturamentos desde 2013, segundo o Guia.

As áreas de produção da indústria farmacêutica são áreas de grande complexidade estrutural, que exige das empresas o constante investimento em infraestrutura de área, permitindo controles como temperatura, pressão, umidade, luminosidade, concentração de partículas suspensas, e novos equipamentos de produção, esses integrados a sistemas de automação e controles em linha.

■ Habilidades do farmacêutico da produção

Considerando o pequeno panorama traçado até aqui, faz-se necessário considerar o quão desafiador é para o profissional farmacêutico que atua na produção de medicamentos transitar por saberes tão complexos e diversos.

O farmacêutico deve conhecer, saber cumprir e fiscalizar o cumprimento de todos os procedimentos que são estabelecidos para área produtiva em atenção às exigências legais e órgãos certificadores. Nesse sentido, as leis e normas, são traduzidas em procedimentos que devem ser minuciosamente seguidos, pelos colaboradores de cada um dos setores de produção. Razão pela qual o cumprimento das Boas Práticas de Fabricação (BPF) é, em grande parte, dependente de como as atividades produtivas ocorrem dentro da área de fabricação. Deve-se perceber aqui que tais atividades produtivas não se restringem a manipulação do medicamento, mas a todo o cuidado para o preparo da área e equipamentos para a produção de um produto e limpeza e sanitização da mesma área visando estar disponível à produção do próximo lote de medicamento.

Cada uma das atividades ou cada conjunto dessas atividades deve, de fato, conduzir aos resultados previamente estabelecidos segundo as especificações do produto desenvolvido e dos critérios utilizados para a validação dos processos, linhas, equipamentos, utilidades e sistemas dentro da área produtiva, o que constitui rotina de planejamento e execução dentro da produção.

Nesse ponto, vemos a importância do conhecimento do farmacêutico quanto às instalações em que atua. Ao farmacêutico da produção, não basta conhecer normas e procedimentos que regem um determinado processo produtivo, ele precisa saber como os equipamentos operam, quais os pontos críticos para essa operação e como proceder com ajustes para manter as especificações de um produto no momento da produção. Também deve estar atento ao pleno funcionamento das utilidades que suprem a área com as condições adequadas a um determinado processo.

Em geral, tais utilidades são estabelecidas com base nas características da forma farmacêutica e formulação cuja ordem de produção está sendo cumprida. Assim, por exemplo, na produção de formas sólidas os controles de temperatura e umidade são de grande importância, assim como a dispersão de material particulado, enquanto em líquidos e semissólidos a umidade não é uma grande preocupação. As exigências quanto à sanitização para redução dos níveis de contaminação microbiana são maiores, porém muito inferiores se comparados àqueles exigidos para áreas destinadas à produção de medicamentos estéreis.

As exigências de área poderão se estender a particularidades de formulações, como para produção de classes de fármacos como antimicrobianos, citostáticos e hormônios, ou fármacos que demandam cuidados específicos, como fármacos fotossensíveis ou termolábeis, que carecem de uma adaptação da área de fabricação.

O farmacêutico da produção também precisa conhecer as variáveis de processamento que podem interferir no desempenho e qualidade das formulações, sendo capaz de propor ajustes de processo dentro dos limites aceitáveis, de modo a possibilitar a manutenção ou recolocação do lote em produção dentro dos parâmetros de qualidade previamente estabelecidos. Nesse sentido, o cuidado no processamento de medicamentos passa pelos controles em processo.

Conhecedor de todas as nuances do processo de produção de medicamentos, ao farmacêutico da produção cabe ainda uma função essencial ao desenvolvimento de novos produtos. No percurso de desenvolvimento de um novo produto, as formulações são, a princípio, desenvolvidas em equipamentos de pequeno porte, geralmente à disposição do pessoal do desenvolvimento farmacotécnico. No entanto, tais equipamentos não representam as condições reais de produção, sendo necessário o escalonamento da formulação desenvolvida, o que, em geral, ocorre nos equipamentos de produção de grande porte e contam com o apoio e *expertise* dos farmacêuticos da produção. Nessa atividade, não cabe aos profissionais da produção apenas a execução do processo de fabricação, mas propor adequações, tanto de processamento quanto de formulação, favorecendo a aplicação de um processo de produção que permita atingir as especificações preliminarmente estabelecidas durante o desenvolvimento. Estabelecidas essas condições, também é na produção que serão elaborados os lotes piloto que serão submetidos aos estudos de estabilidade e destinados às fases iniciais de pesquisa clínica.

Fica claro, portanto, que o profissional farmacêutico da produção deve ser detentor de conhecimentos sólidos das diferentes formas farmacêuticas, dos processos produtivos, da legislação em vigor e dos procedimentos internos de fabricação. Esses profissionais precisam interagir com profissionais da garantia de qualidade, do controle de qualidade, da engenharia de produção, da equipe de manutenção, dentre outros. Devem, portanto, serem profissionais dinâmicos e com espírito de liderança, visto existir grande equipe de colaboradores, destinados à execução dos processos.

■ Mercado no Brasil

O mercado farmacêutico brasileiro, assim como o mundial, está em expansão. Segundo o Guia Interfarma 2018, a venda mundial de medicamentos deverá atingir cerca de 1 trilhão de dólares para o ano de 2022, representando um aumento de cerca de 6,5% frente ao ano de 2017. Tal expansão também é percebida no Brasil, que ocupa atualmente a sexta posição do mercado mundial, com estimativa de passar a quinta posição até 2022. A perspectiva positiva para o mercado farmacêutico mundial também se traduz em oportunidades de emprego e colocação no mercado de trabalho. Várias áreas da indústria oferecem oportunidades para farmacêuticos que buscam recolocação profissional e estudantes de Farmácia, por meio de estágios e programas de treinamento.

A produção, ao contrário desse panorama, não é um setor no qual a expansão de vagas tem ocorrido tão intensamente quanto aos demais setores. Entretanto, isso não deve ser entendido como redução das atividades de produção. Na verdade, o que se tem hoje na produção é uma busca incessante pela automação de processos e realização de controles em linha, consequentemente, linhas mais automatizadas tendem a ocupar menos pessoas, o que, consequentemente, tende a reduzir o número de profissionais na área. Na produção industrial farmacêutica, atualmente, não podemos ignorar a quarta revolução industrial impulsionada pelo intenso desenvolvimento da tecnologia da informação, inteligência artificial, computação em nuvem e robótica, conhecida como IoT (*Internet of Things*), que leva a produção a outro patamar, onde o uso de sistemas automatizados, robotizados, com controles sendo diretamente realizados em linha e com o conjunto de equipamentos e sistemas interligados, favorece um aumento da produtividade, reprodutibilidade e qualidade dos produtos. Esse quadro é mais impactante para os colaboradores de menor formação dentro da área produtiva, mas também traz reflexos no número de profissionais farmacêuticos na produção.

Como para as demais áreas, as perspectivas salariais para área são boas. Ainda que não exista um piso salarial para o farmacêutico industrial, os salários praticados tendem a ser superiores ao piso praticado fora da indústria de medicamentos, havendo perspectiva de crescimento salarial e na carreira. Esse último, é um ponto que merece especial atenção, visto que, ao contrário de outras ocupações do farmacêutico, no ambiente industrial existem vários degraus para serem percorridos, dos quais todos, temos a implicação de maiores responsabilidades, porém com maiores compensações.

■ Qualidade de medicamentos industrializados

Com certeza, ao tomar um medicamento, todos esperam que esse contribua para melhorar sua saúde, mas nem sempre foi assim. O primeiro caso de infecção causada por medicamento que se tem notícia ocorreu em 1907, quando se detectou que uma vacina para a peste bubônica estava contaminada pelo bacilo do tétano.

A literatura está repleta de casos de histórias semelhantes. Talvez o ponto de virada tenha ocorrido em 1966, quando foi detectado, na Suécia, que 202 pacientes que fizeram uso de um comprimido para tireoidite desenvolveram infecções severas. Uma análise desses comprimidos encontrou *Salmonella bareilly, Salmonella muenchen* e outros microrganismos de origem fecal em quantidades superiores a 1.000.000 por grama.

Seguiram-se a esse relato, numerosos outros, relacionando o surgimento de casos anormais de infecção associados ao uso de medicamentos contaminados. Foi então que as autoridades sanitárias entenderam que deveriam ser impostos limites de contaminação microbiológica nos produtos farmacêuticos.

Hoje a situação é muito diferente, todos os estágios de produção são rigorosamente controlados, desde a seleção do fornecedor de matéria prima, o ambiente de produção, a estabilidade do medicamento e até o grau de higiene dos funcionários.

A Resolução nº 387, de 13 de dezembro de 2002, estipula que é competência privativa do farmacêutico o exercício de atividades que envolva o processo de fabricação: gerenciar a qualidade na indústria farmacêutica; aplicar os conceitos gerais de garantia de qualidade, bem como os principais componentes e subsistemas das Boas Práticas de Fabricação (BPF), incluindo higiene, validação, autoinspeção, pessoal, instalações, equipamentos, materiais e documentação; atribuir as responsabilidades da administração superior, do gerenciamento de produção e do controle da qualidade.

O fabricante deve contar, obrigatoriamente, com a presença e assistência técnica de tantos farmacêuticos quantos forem necessários para cobrir todas as etapas de fabricação do medicamento, em qualquer de suas formas farmacêuticas. Deve ainda, fornecer aos profissionais, todas as condições que se fizerem necessárias para o correto desempenho das suas funções.

As áreas de produção e controle de qualidade de medicamento são o ambiente natural do farmacêutico que se especializa na área industrial e o bom profissional, sempre terá uma posição garantida nesse negócio bilionário que é a produção de medicamentos com qualidade garantida.

No mercado, a carreira de farmacêutico industrial é uma das mais concorridas e valorizadas. A preocupação crescente com a qualidade dos produtos industrializados, a legislação cada vez mais rigorosa e a necessidade de aumento de produtividade, faz com que esta carreira exija investimento constante no aperfeiçoamento do profissional.

■ Controle de qualidade

Dentro do laboratório de controle de qualidade existem inúmeras funções que o farmacêutico pode desempenhar. De maneira didática podemos dividir as áreas de atuação em:

Analista do Controle de Qualidade Microbiológico: é o profissional que irá fazer o monitoramento da qualidade microbiológica do produto. A ele cabe a análise das matérias-primas e do produto, em suas várias etapas de produção. Cabe também a esse profissional, monitorar a qualidade microbiológica do ambiente de produção, dos equipamentos e da água.

Quando a indústria produz medicamentos estéreis, como injetáveis, colírios e muitos outros, a responsabilidade do profissional de controle microbiológico é ainda maior, pois esse deve assegurar a esterilidade (ausência total de microrganismos viáveis) e, em alguns casos, a ausência de pirogênios (substâncias que produzem febre ao serem injetadas no paciente).

Analista do Controle de Qualidade de Matérias-Primas: em geral, essa é a porta de entrada para o Controle de Qualidade. A esse profissional cabe a tarefa de garantir a qualidade e a identidade de todas as matérias-primas que entram no processo produtivo.

Desde a amostragem adequada e representativa do lote, até os ensaios de pureza e identidade, o trabalho do analista é essencial para garantir que o produto final tenha qualidade e que seja evitada a perda financeira por parte da empresa.

Analista do Controle de Qualidade de Produto Acabado: tendo passado pela primeira etapa e adquirindo experiência, o analista vai agora analisar os lotes de produção, para garantir que a concentração de fármaco está adequada, que não existam impurezas em níveis acima dos limites e que o fármaco é liberado de maneira consistente quando utilizado pelo paciente.

Os modernos laboratórios de controle de qualidade possuem equipamentos automatizados, mas a maior parte do preparo da amostra ainda é feita pelo analista e dele depende também a correta interpretação dos resultados.

Os estudos que garantem a estabilidade do medicamento, desde a produção até seu uso pelo consumidor também são executados pelo analista de controle de qualidade, o que garante a segurança no uso do medicamento pela população.

Analista de Validação: esse profissional é mais recente na indústria e cabe a ele desenvolver e validar os métodos de análise que serão utilizados no laboratório e garantir que esses métodos funcionem de maneira adequada, de maneira que o laboratório produza resultados confiáveis.

Esse profissional precisa ter muita experiência e conhecimento sobre química analítica instrumental, bem como sobre a produção do medicamento, sobre a sua estabilidade e degradação.

■ Habilidades do farmacêutico no CQ

Ao contrário de outros países, onde o CQ é uma área de atuação dos formados em química, no Brasil temos muitos farmacêuticos trabalhando nos laboratórios. Esse profissional deve ser muito atento e meticuloso, pois a análise de um produto farmacêutico é um processo que envolve muitas etapas as quais devem ser realizadas de maneira correta de modo a garantir a confiabilidade do resultado final. A atenção a detalhes é fundamental, assim como a habilidade de concentração por longos períodos.

Além disso, o profissional do controle de qualidade físico químico deve gostar e ter um bom conhecimento de química, pois irá trabalhar com análises químicas e físico-químicas diariamente. O analista, além de realizar reações químicas para fazer a identificação e determinar o teor do fármaco, irá manusear equipamentos de alta tecnologia, como espectrômetros, espectrofotômetros e cromatógrafos.

De maneira semelhante, o analista do controle de qualidade microbiológico deve gostar e conhecer muito sobre microbiologia e microrganismos, pois, em seu dia a dia estará envolvido com meios de cultura e métodos de isolamento, quantificação e identificação de microrganismos.

■ Mercado no Brasil

Como a maior parte das posições na indústria, a porta de entrada é o estágio, é nesse momento que o profissional irá sentir que tem afinidade com o trabalho e direcionar sua carreira. Durante a faculdade, o contato com o CQ é apenas superficial, visto que não há como tratar de um assunto tão amplo durante as aulas e, poucas são as faculdades que dispõem dos equipamentos no mesmo nível tecnológico da indústria.

As perspectivas salariais para um bom profissional do CQ são muito boas. Em geral, a carreira se inicia no estágio e evolui para analista júnior, depois para analista pleno e, finalmente, analista sênior. De maneira geral o salário inicial é superior ao piso da categoria e duplica ao atingir o nível de sênior. A partir desse ponto a progressão é possível para cargos de gerência.

A indústria farmacêutica está em contínua expansão e a OMS (Organização Mundial da Saúde) prevê que a população com mais de 65 anos deve passar de 524 milhões de indivíduos em 2010, para próximo de 1,5 bilhão até 2050, ou seja, 16% da população. Portanto, o aumento do mercado consumidor está garantido.

Também é importante ressaltar que as exigências à que as indústrias estão submetidas têm crescido nos últimos anos, necessitando de um aumento no número e na especialização do pessoal para a área de garantia e controle de qualidade.

Igualmente, a indústria farmacêutica hoje possui um dinamismo muito maior que no final do século XX, já que a velocidade com que novos medicamentos são introduzidos no mercado é muito maior. Em 2014, a Anvisa concedeu 366 registros de medicamentos; em 2015, foram 773 novos produtos foram registrados e, em 2016, as concessões saltaram para 882. Isso reforça a necessidade de profissionais dentro de todas as áreas dentro da indústria, incluindo o CQ.

■ Garantia da qualidade

O setor de Garantia da Qualidade (GQ) é um dos mais relevantes dentro da indústria farmacêutica, visto que permeia toda a cadeia produtiva. A GQ está inserida em todas as etapas do processo de fabricação, liberação, transporte e armazenamento de medicamentos com objetivo de garantir a eficácia e segurança do produto ao consumidor final, o paciente. Assim, esse setor atua por meio de qualificações de fornecedores da indústria, empresas transportadoras e também dos próprios processos internos.

Para tal, a GQ deve garantir que os produtos farmacêuticos produzidos pelo laboratório sigam os mais rígidos padrões de qualidade internacionais, cumprindo as legislações e normas técnicas vigentes no país e fora dele (especialmente em produtos para exportação).

Segundo a Resolução RCD nº 17 de 2010, da Anvisa, a GQ é um sistema muito amplo que deve garantir a qualidade de um produto e incorporar as BPF e outros requisitos, como as Boas Práticas de Laboratório (BPL) e as Boas Práticas Clínicas (BPC). Assim, o sistema deve controlar todo o processo de fabricação, estipular responsabilidades de gestão, cumprir as disposições legais e técnicas, relatar e investigar desvios de qualidade e melhorar o processo, quando possível.

Considerando isso, o profissional que atua na GQ deve trabalha para garantir que os produtos de uma indústria de medicamentos estejam dentro dos padrões de qualidade exigidos. Isso é importante para que a população que utiliza o medicamento tenha segurança e eficácia garantida e, para isso, deve cumprir com todas as normas técnicas, as legislações vigentes, os guias internacionais de qualidade e outras.

■ Habilidades do farmacêutico na GQ

Segundo a farmacêutica Danieli Cristina Pereira Ramos, gerente da GQ do laboratório Momenta, para atuar na área de GQ, o profissional deve ter algumas habilidades específicas para a área. Uma visão sistêmica de todos os elementos do sistema de qualidade devem ser dominados, uma vez que as decisões a serem tomadas não podem ser feitas com base em apenas uma área, mas sim considerando todas as outras áreas envolvidas. Essas decisões devem também ser tomadas com base em avaliações muito criteriosas, o que também requer que o profissional tenha um apurado senso crítico. "O profissional da área de GQ deve ler de verdade aquilo que está avaliando e perguntar o 'por quê' exaustivamente, e deve entender dos Elementos do Sistema da Qualidade e suas interfaces" relata Danieli.

Quem quer atuar na área de GQ deve ter muita disponibilidade durante o trabalho para atuar consultivamente. Segundo Danieli, a política de "portas abertas" requer que o profissional de GQ esteja disponível porque é procurado em todo momento para fazer avaliações de qualidade em diversas áreas. Por fim, o atuante na área (como a maioria de outras dentro da indústria) deve ser muito dinâmico para antecipar-se aos problemas e desvios da qualidade.

Para quem já atua na área, a farmacêutica recomenda: "É muito importante manter a constante atualização das normas nacionais e internacionais sobre as BPF e as BPL." Ela ressalta que a área de GQ está em constante atualização e assim o dinamismo é algo que o profissional de GQ deve sempre manter.

■ Mercado no Brasil

A farmacêutica Danieli entende que a melhor porta de entrada para um farmacêutico entrar na área de GQ é como estagiário, especialmente se já tiver alguma experiência ou contato com áreas do processo de produção, mesmo em áreas relacionadas a outros ramos industriais como cosméticos ou alimentos. Experiência em áreas de interface com a GQ, como controle de qualidade, engenharia e manutenção, assuntos regulatórios e P&D também são boas portas de entrada.

Entretanto, o profissional que atua na GQ tem a oportunidade de manter contato com diversas outras áreas da indústria, e assim manter-se atualizado das atividades práticas relativas à produção e controle de medicamentos. Também, com experiência nessa área, o profissional poderá atuar também como consultor para resolução de problemas e implantação de sistemas de qualidade em qualquer outra indústria farmacêutica ou áreas afins, como cosméticos e alimentos.

As perspectivas salariais para um bom profissional da GQ são excelentes. "São as melhores possíveis!" assegura Danieli. "Um bom profissional de GQ sempre estará bem empregado. Os salários da indústria farmacêutica nessa área, para um profissional que está no início, assume a faixa dos 80%, com chances efetivas de remunerações na faixa entre 100%-120% à medida que o profissional vai se consolidando." Assim, a faixa salarial de um analista da GQ júnior varia entre R$ 2.700,00 e R$ 4.000,00, podendo chegar a aproximadamente R$ 10.000,00 entre os analistas seniores.

Além disso, a área tem passado por importantes mudanças. Cabe ressaltar que a Anvisa, o órgão regulatório brasileiro, está sempre se adequando às normas internacionais, e assim mudanças nos critérios impostos às indústrias são constantes. Nos últimos anos, a Anvisa tem cada vez mais deixado de fiscalizar apenas burocraticamente para ter uma atuação cada vez mais focada em melhoria contínua dos processos de qualidade dentro das indústrias. "Isso acaba forçando as empresas a assumir suas próprias avaliações de risco, com visão mais sistêmica, documentando seus processos de maneira cada vez mais robusta e com forte embasamento técnico-científico" explica Danieli.

■ Pesquisa e Desenvolvimento

A área de Pesquisa e Desenvolvimento (P&D) apresenta grande destaque, e não somente para a indústria farmacêutica, pois é esta que sustenta a empresa perante a competitividade no mercado. O setor de P&D atua por meio da criação de novos produtos farmacêuticos (inovação radical) ou aperfeiçoamento de produtos já existentes (inovação incremental). Em relação ao setor da saúde duas principais empresas são efetivamente atuantes, a indústria de farmoquímicos (responsável pela produção de insumos farmacêuticos ativos, ou denominados princípios ativos) e a indústria farmacêutica (responsável pela produção dos medicamentos). Apesar das particularidades de cada empresa, é possível ocorrer uma fusão e atuação de modo integrativo, oferecendo os dois tipos de portfólio.

O setor de P&D envolve um conjunto de atividades que se inicia na pesquisa básica e conduz para pesquisas subsequentes (pesquisa aplicada) até chegar ao produto final. De um modo geral, para o desenvolvimento de um novo medicamento, inicia-se com a seleção do alvo farmacológico, desenvolvimento de um novo composto, passando por ensaios pré-clínicos (testes *in vitro* e *in vivo*), ensaios de formulação, ensaios clínicos (ensaios de fase I, II e III) e por fim, o registro e comercialização (fase IV – farmacovigilância) do medicamento. O profissional farmacêutico pode atuar em qualquer etapa da cadeia de desenvolvimento de um novo medicamento. A Figura 15.1 sumariza o processo de desenvolvimento de um novo medicamento.

Figura 15.1 – Processo de desenvolvimento de um novo fármaco e/ou medicamento.

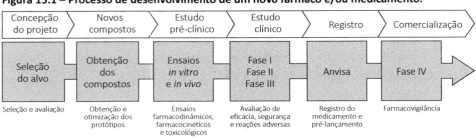

Fonte: Autoria própria.

Os estágios envolvidos no setor de P&D requer investimento alto e contínuo, desde tecnologias e instalações a recursos humanos. O setor de P&D pode, por exemplo, atuar na descoberta de um novo fármaco ou no desenvolvimento de um novo produto, como produtos com melhor eficácia e segurança e menos efeitos colaterais. Devido ao maior retorno financeiro, as farmacêuticas multinacionais preferem investir na descoberta de fármacos inovadores, como mencionado anteriormente no texto de abertura deste capítulo, deixando em segundo plano o investimento em produtos finais. Em contrapartida, as farmacêuticas nacionais priorizam o investimento de seu capital na obtenção de produtos farmacêuticos sem inovações terapêuticas.

De fato, durante muito tempo devido à ausência de investimento em inovações radicais, as farmacêuticas nacionais mantiveram mercado somente com inovações incrementais. Entretanto, esse cenário vem mudando. Atualmente, no Brasil, o setor farmacêutico é o 2º setor com maior investimento em inovação e a área de P&D tem crescido significativamente, assim como oportunidades de trabalho nessa área.

Vale ressaltar que as atribuições realizadas pelo profissional de P&D são variadas, e requer muito estudo, disposição e empenho. Dentre as atividades desempenhadas pelos profissionais tem-se: a) avaliação da viabilidade técnica na concepção do produto; b) pesquisa de novos compostos e excipientes; c) desenvolvimento de formulações dos medicamentos; d) condução de análises físico-químicas, microbiológicas e instrumentais; e) fabricação do lote-piloto; f) realização de estudos de estabilidade; g) acompanhamento da produção dos primeiros lotes em escala industrial; h) elaboração de documentações técnicas e patentes.

Além disso, Hátylas Felype Zaneti de Azevedo, Doutor em Genômica e Profissional de Pesquisa e Desenvolvimento, explica que dentre as atribuições do profissional tem-se: exercer atividades de P&D no contexto dos projetos de inovação radical (planejamento, execução e controle de experimentos *in vitro* e *in vivo*), participar de discussões científicas com empresas parceiras e universidades nacionais e internacionais, e estruturar apresentações em parceria com áreas de interface para aprovação de novos projetos de inovação.

■ Desenvolvimento farmacotécnico

A área de Desenvolvimento de Farmacotécnico certamente é uma das áreas da indústria farmacêutica nacional que mais evoluiu nos últimos 20 anos. Essa área saiu de uma posição secundária, essencialmente de apoio dentro da indústria produtora de medicamentos, para uma posição de destaque. Essa mudança se deve em grande parte a aprovação da Lei nº 9.787 de 10 de fevereiro de 1999, também conhecida como Lei dos Medicamentos Genéricos.

No período que antecedeu a citada lei, a área de Desenvolvimento Farmacotécnico desenvolvia atividades essencialmente de apoio à produção, testando fórmulas, em geral adaptações de medicamentos já existentes, para rápido lançamento no mercado nacional. Nessa época, não se falava de medicamentos bioequivalentes ou qual seria a biodisponibilidade dos produtos fabricados. A área de Desenvolvimento Farmacotécnico também era modesta nas unidades fabris de indústrias multinacionais no Brasil, visto que o desenvolvimento de produtos era principalmente realizado nas matrizes, cabendo aos laboratórios no Brasil realizar algumas adaptações, referentes ao clima, às preferências do consumidor e restrições da legislação.

Após a Lei dos Medicamentos Genéricos a área de Desenvolvimento Farmacotécnico sofreu uma intensa transformação em razão do incentivo governamental para que a indústria nacional passasse a produzir tais medicamentos.

Impulsionados pelo incentivo, as indústrias brasileiras passaram a investir no desenvolvimento de suas formulações para que pudessem alcançar a bioequivalência em relação aos medicamentos referência, geralmente produzidos pela indústria internacional. Rapidamente ficou claro que a simples composição e produção não eram suficientes para atingir a bioequivalência e muito mais precisaria ser feito. Com esse desafio, passou-se a investir muito em pessoal, equipamentos e treinamento. O investimento rapidamente começou a gerar frutos, e a indústria brasileira passou a ocupar posições de destaque no mercado farmacêutico nacional.

Hoje, superada a grande onda dos medicamentos genéricos, a indústria nacional, já madura, sabe que o melhor caminho para continuar ocupando as principais posições no mercado farmacêutico nacional e lançar-se ao mercado internacional é adotar o caminho da inovação.

Inovar é a palavra de ordem nos diversos setores produtivos e no farmacêutico isso deve ser uma prioridade. O Guia Interfarma 2018 apresenta gráfico sobre o investimento em Pesquisa & Desenvolvimento em diferentes setores produtivos, estando o setor de Farmacêutico e de Biotecnologia liderando todos os investimentos com cerca de 110 bilhões de euros, estando a frente do setor automobilístico (cerca de 90 bilhões de euros), seguido pelo de hardwares e equipamentos e pelo setor de softwares.

A indústria farmacêutica nacional sabe da necessidade de inovar, e dá sinais disso. Há investimentos em laboratórios de desenvolvimento de novos produtos, alguns com foco específico em produtos de alta tecnologia, como aqueles veiculando sistemas nanoestruturados, outros voltados à identificação e aplicação de ativos de origem natural, além de um movimento importante no desenvolvimento e síntese de fármacos.

■ Habilidades do farmacêutico no P&D

O papel do farmacêutico em P&D vai muito além da pesquisa básica e requer habilidades em distintas áreas. Os profissionais da área de desenvolvimento devem ser dinâmicos e criativos, com sólida formação técnica e científica.

Tendo absorvido o espírito inovador necessário para a conquista e manutenção das posições de liderança no mercado farmacêutico, as indústrias têm investido intensamente na contratação de profissionais para a área de Desenvolvimento Farmacotécnico. Esses profissionais tendem a possuir grande experiência no desenvolvimento de medicamentos, não raro possuírem pós-graduação *stricto sensu* em temas relacionados à atividade de desenvolvimento de produtos. Além desses profissionais já experientes na área, novas contratações estão sendo feitas buscando profissionais com perfil para pesquisa e desenvolvimento ou recolocações de profissionais já pertencentes aos quadros da empresa, mas que demonstram talento para área.

Percebe-se também um movimento das empresas no sentido de estimular seus quadros mais jovens em buscar a formação continuada em programas de pós-graduação que atendam as demandas da área. Nesse sentido, tais programas da área das Ciências Farmacêuticas voltados ao desenvolvimento de formulações de alta tecnologia e nanoestruturadas, ao desenvolvimento de metodologias analíticas para quantificação e caracterização de insumos e formulações e métodos alternativos ao uso de animais, ao planejamento e desenvolvimento de fármacos e identificação e isolamento de ativos naturais tem recebido a procura de profissionais já inseridos em indústrias. Esses profissionais, em geral atuantes nas indústrias nacionais, atraem-se pelo interesse em desenvolver dissertações de mestrado e teses de doutorado como forma de se colocarem na fronteira do conhecimento em determinada área, favorecendo a aplicação dos saberes gerados nas universidades para o mercado farmacêutico.

Segundo a farmacêutica Simone Poleto, que atua há cerca de 20 anos na área de Desenvolvimento Farmacotécnico, para seleção de pessoal na área "buscamos estagiários que tenham alguma experiência acadêmica (que tenham tido algum interesse em desenvolvimento extracurricular) e que claramente demonstram interesse em aprender e se desenvolver na carreira técnica/científica. Precisa se enquadrar nesse perfil".

Simone acrescenta ainda que "geralmente buscamos profissionais com alguma experiência técnica prévia (experiência farmacotécnica – desenvolvimento de fórmulas e diferentes processos farmacotécnicos, conhecimento de ingredientes ativos, excipientes, e diversas formas farmacêuticas), com curiosidade intelectual e perfil técnico para o desenvolvimento de produtos. Além disso, esse profissional precisa ter uma visão mais estratégica quanto ao benefício do produto versus a necessidade do consumidor, mantendo o foco nas oportunidades de trazer uma inovação para o mercado diferenciando-se de seus concorrentes. O inglês avançado ou fluente é sempre um requerimento. Espanhol também é desejável. Outras competências desejadas são organização, gestão de tempo, solução de problemas complexos, pensamento crítico, trabalho em equipe, boa comunicação e muita criatividade".

Hátylas Azevedo menciona que as principais competências esperadas de um profissional que trabalha no desenvolvimento de novos fármacos são entrega de resultados sustentáveis, atuação inovadora, gestão de projetos, atuação integrada, comunicação e influência, capacidade analítica, conhecimento do negócio farmacêutico, habilidades científicas, vivência com desenvolvimento de novos produtos e projetos, experiência regulatória, conhecimento sobre propriedade intelectual e fluência em inglês.

Fica claro, portanto, que o profissional desejado para a área de Desenvolvimento Farmacotécnico deve ser diferenciado, possuindo sólida formação técnica, gostar da atividade de pesquisa e possuir visão inovadora. A capacidade de comunicação também é essencial, tanto para as atividades internas da área, quanto para interação como as demais áreas, dentre elas, controle de qualidade, garantia da qualidade, produção e marketing, visto ser essencial a troca de informações entre essas áreas para a viabilização do produto em desenvolvimento.

Visto que as atividades desenvolvidas em P&D inserem-se num processo longo e complexo que se inicia desde a obtenção de um novo fármaco até atividades relacionadas ao registro e comercialização de medicamentos, é extremamente importante que profissionais com diferentes conhecimentos participem do processo. Nos últimos 10 anos houveram mudanças na área e há demanda por profissionais que possuam perfil especialista e generalista ao mesmo tempo.

■ Mercado no Brasil

Devido às mudanças sofridas pelo setor de P&D nos últimos anos, "como aumento das exigências regulatórias, exposição ao cenário internacional de P&D, impacto das tecnologias de informação e do mundo digital no processo de P&D", mudanças no mercado podem também ser notadas, explica Hátylas Azevedo. Além disso, ele ainda menciona que também pode ser observado "maior investimento em projetos de inovações incremental e radical no Brasil, incluindo as áreas de biotecnologia, nanotecnologia, fitomedicamentos e moléculas sintéticas".

Como descrito anteriormente, a área de P&D tem crescido no Brasil. Diante desse cenário, as perspectivas para um profissional se inserir nessa área são muito boas. O profissional em P&D diz que "esse crescimento tem demandado profissionais das áreas das ciências e da saúde que tenham experiência e desenvolvimento farmacotécnico, desenvolvimento de novas moléculas, desenvolvimento analítico, pesquisa clínica, gestão de projetos, toxicologistas e farmacologistas". Além disso, as perspectivas salariais da área são chamativas. "As perspectivas salariais são boas, a área farmacêutica possui um bom comprometimento de salário acima do mercado e qualidade de vida (equilíbrio da vida profissional e pessoal)" relata Hátylas Azevedo.

Hátylas relata ainda que "o melhor meio para inserção nessa área é a partir de estágio e *trainee*, ou ainda egressos de mestrado e doutorado". Importante ressaltar que o profissional desta área deve estar em constante atualização. Para o profissional já inserido na área as perspectivas são de crescimento profissional.

■ Referências bibliográficas

- Kallings LO, Ringertz O, Silverstolpe L. Microbiological contamination of medical preparations Acta Pharm. Suec., 3 (1966), pp. 219-228
- Resolução CFF nº 584, de 29 de agosto de 2013. Inclui o Capítulo XV no Anexo I da Resolução nº 387, de 13 de dezembro de 2002, que regulamenta as atividades do farmacêutico na indústria farmacêutica.
- Resolução CFF nº 387, de 13 de dezembro de 2002. Regulamenta as atividades do farmacêutico na indústria farmacêutica.
- Perfil da indústria farmacêutica e aspectos relevantes do setor 2018. Sindusfarma, 2018.
- Relatório anual de atividades 2017. Sindusfarma, 2017.
- Resolução RDC nº 17, de 16 de abril de 2010. Dispõe sobre as Boas Práticas de Fabricação de Medicamentos.
- Indústria. Cartilha CRF-SP (Conselho Regional de farmácia do Estado-de São Paulo), 2ª edição, 2018.
- Diretrizes da Indústria Farmacêutica. Guia da Profissão Farmacêutica. Cartilha CRF-PR (Conselho Regional de Farmácia do Estado do Paraná), 2ª edição, 2016.
- Silva CR, Buranello, SM. Desenvolvimento de Medicamentos no Brasil. Evolução e Cenário Atual. São Paulo: Editora Nelpa; 2016.
- Dias AA, Teixeira IGR, Queiroz, SRR, et al. Atividades de P&D das multinacionais farmacêuticas no Brasil. Sistemas & Gestão 2013; 8:458-68.

■ Sites ou links de interesse

- Sindusfarma – Sindicato da Indústria de Produtos Farmacêuticos no Estado de São Paulo – www.sindusfarma.org.br
- Interfarma – Associação da Indústria Farmacêutica de Pesquisa – https://www.interfarma.org.br/

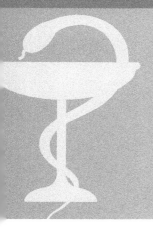

Índice Remissivo

A

Acupuntura, 133, 139
    anatomia do pavilhão auricular, 142
    auriculoterapia chinesa, 141
    auriculoterapia e suas possíveis reações, 144
        reações anormais ou inesperadas, 144
            hipotensão, 144
            palidez, 144
            sudorese, 144
            tontura, 144
        reações normais e esperadas, 144
            adormecimento, 144
            calor, 144
            dor na orelha oposta ao tratamento, 144
            dor, 144
            sangria espontânea, 144
    auriculoterapia francesa, 140
    avaliação da superfície auricular, 144
    cinco elementos ou cinco movimentos, 135
        ciclo de contradominância, 136
        ciclo de dominância (KO), 136

ciclo de geração (SHENG), 136
cinco elementos, 137
correlação das zonas anatômicas e áreas correspondentes, 142
diagnóstico, 143
funções dos órgãos e vísceras da MTC, 139
método sintetizado de diagnóstico auricular, 143
   diferenciação de síndromes, 143
   exploração elétrica, 143
   observação, 143
   palpação, 143
métodos de diagnóstico auricular, 143
regras para usar os cinco elementos, 136
   ciclo de dominância ou controle (KO), 137
   ciclo de geração (SHENG), 136
tópicos especiais, 145
   áreas de atuação e habilidades especificas da área, 145
zang e fu, 138
Administração da operação, 3
   analíticas, 3
   fases pré-analíticas, 3
   pós-analíticas, 3
Administração da relação com o ambiente, 3
Administração de custos, 3
Análises clínicas, 1
   acreditação, 4
   exames laboratoriais e cuidado farmacêutico, 4
   gestão da qualidade e boas práticas, 3
   habilidades do analista clínico, 6
   mercado no Brasil, 6
Aspectos do escopo do patrocinador com suas respectivas responsabilidades e atividades, 13-15
Aspectos relacionados à necessidade de avanços na implementação de serviços farmacêuticos, 78
Atividades
   de manipulação/produção, 92
   desenvolvidas pela farmácia,110
   focadas no paciente, 92
   intersetoriais, 92

logísticas, 92
Atuação no farmacêutico na indústria de medicamentos, 180
administração dos insumos farmacêuticos, 180
controle de qualidade de produtos, 180
elaboração e controle de documentação técnica, 180
marketing de produtos farmacêuticos, 180
pesquisa e desenvolvimento de produtos, 180
planejamento e controle da produção, 180
produção de medicamentos, 180
registro e assuntos regulatórios, 180
serviço de atendimento ao paciente e prescritor, 180
sistema de garantia da qualidade, 180

B

Biologia molecular e genética, 2
Bioquímica, 2

C

Cenário sanitário, governamental e político, 43
Cenários possíveis para a implantação e desenvolvimento de um serviço de farmácia clínica, 43
Citologia e citopatologia, 2
Classificação Brasileira de Ocupações, 118
Controle da qualidade laboratorial, 2, 3
Correlação entre as legislações e a prescrição de produtos fitoterápicos, 151

D

Dimensionamento de farmacêuticos, 45
Distribuição de estudos clínicos na América Latina, 26
Distribuição e transporte, 167
áreas de atuação – logística farmacêutica, 170
armazenador, 170
centros de distribuição, 170
distribuidor, 170
fabricantes, 170
importador, 170
operador logístico, 170

postos de dispensação, 170
recintos alfandegados, 170
transportadoras, 170
atuação profissional, 171
distribuição e transporte, 168
habilidades e conhecimentos necessários, 175
autogerenciamento, 175
poder de persuasão e comunicação, 175
variado conhecimento técnico, 175
introdução, 167
transporte, 175
Distribuição global de estudos clínicos, 25
Domínios de competência de desenvolvimento de habilidades clínicas do farmacêutico, 40, 41

E

Educação farmacêutica, 29
cenário atual de mercado, 31
habilidades específicas para a docência no ensino superior, 29
Endocrinologia, 2
Esquema da assistência farmacêutica na farmácia hospitalar, 90
Estudo laboratorial de líquidos biológicos
esperma, 2
líquido cefalorraquidiano, 2
líquido sinovial,2
urina, 2
Exemplos
de estrutura básica do consultório farmacêutico fitoterápico, 154
de fitoquímicos extraídos com solventes em teores distintos de etanol, 152
de vidraria utilizada em farmácia de manipulação, 111

F

Farmácia clínica, 35
cenário atual no mercado, 41
competências clínicas, 39
entrevistas, 48
Angelita Cristina Melo, 52
Tarcísio José Palhano, 48

Wellington Barros da Silva, 54
   instituições que fomentam o movimento clínico no país, 46
Farmácia comunitária, 61
  antigo dilema da valorização e remuneração, 77
  desafio das farmácias independentes, 67
  farmacêutico não trabalha sozinho na farmácia comunitária, 75
  farmácias, 64, 68, 76
    comunitárias, 64, 76
    manipulação, 68
    trabalhos, 68
  farmácias comunitárias são estratégicas na promoção do cuidado em saúde, 63
  quantos somos?, 68
  que o farmacêutico faz na farmácia comunitária brasileira?, O, 70
  que o farmacêutico poderia fazer na farmácia comunitária?, O, 72
Farmácia estética, 83
  consulta, avaliação, exames laboratoriais e cuidado farmacêutico, 85
  estabelecimento de estética avançada, 84
  gestão da qualidade e boas práticas, 84
  habilidades do farmacêutico esteta, 85
  mercado no Brasil, 86
Farmácia hospitalar, 87
  atribuições do farmacêutico hospitalar, 92
    atividades de manipulação/produção, 93
      antibióticos, hormônios e citostáticos, 93
      nutrição parenteral, 94
      radiofarmácia, 94
    atividades focadas no paciente, 94
      assistência domiciliar (*home care*), 94
      atenção farmacêutica, 94
      farmácia clínica, 94
      gestão de riscos, 95
    atividades intersetoriais, 100
      Centro de informações de medicamentos (CIM), 101
      farmacovigilância, 101
      hemovigilância, 101
      participação nas comissões hospitalares, 102
        Comissão de análise de prontuários, 104
        Comissão de avaliação da dor, 105

Comissão de avaliação de tecnologias, 103
Comissão de controle de infecção hospitalar (CCIH), 102
Comissão de cuidados com a pele, 104
Comissão de educação permanente, 103
Comissão de farmácia e terapêutica (CFT), 102
Comissão de gerenciamento de resíduos de serviços de saúde, 103
comissão de gerenciamento de riscos hospitalares, 103
Comissão de licitação e parecer técnico, 102
Comissão de revisão de óbito, 104
Comissão de terapia antineoplásica, 103
Comissão de terapia nutricional, 103
Comissão de terapia transfusional, 104
Comissão interna de prevenção de acidentes ocupacionais, 104
Comissão intra-hospitalar de doação de órgãos e tecidos para
transplante, 104
Comitê de ética em pesquisa, 103
pesquisa clínica, 100
programas de capacitação de ensino, 100
tecnovigilância, 101
atividades logísticas, 92
dispensação, 92
farmacoeconomia, 93
gases medicinais, 92
gerenciamento de resíduos, 93
gestão da qualidade e boas práticas, 95
acreditação, 96
Canadian Council on Health Services Accreditation (CCHSA), 100
Healthcare Information and Management Systems Society (HIMSS), 99
Joint Commission International (JCI), 98
National Integrated Accreditation for Healthcare Organizations (NIAHO), 99
Organização Nacional de Acreditação (ONA), 98
habilidades do farmacêutico hospitalar, 90
capacidade de comunicação, 91
capacidade de tomar decisões, 91
capacidade de transferir conhecimento, 91
capacidade técnica, 91
habilidades gerenciais, 91
liderança, 91

mercado no Brasil, 105

Farmácia magistral, 109

  cenário atual de mercado no Brasil, 113

  descrição da área de atuação, 113

  introdução, 109

Fisiologia humana, 2

Fitoterapia, 147

  apresentação, 147

  atualmente, 152

    prescrição padronizada de extratos, 153

      extrato seco: concentração variável, 153

  condições profissionais para a oferta dos serviços clínicos fitoterápicos pelo farmacêutico, 153

  estrutura básica do consultório, 154

  habilidades do farmacêutico na fitoterapia, 149

  mercado na fitoterapia, 149

  serviços farmacêuticos em fitoterapia e plantas medicinais, 150

    definições básicas em fitoterapia, 150

      etapas para terapêutica efetiva, 150

      farmacêutico prescritor, 150

      fitoterapia, 150

    legislação, 152

      mementos oficiais, 152

    padronização de chás medicinais, 151

      resolução – RDC nº 10, de 9 de março de 2010, 151

    prescrição padronizada de tinturas, 152

      tintura: maneira de preparo, 152

G

Gestão

  da qualidade e boas práticas, 92

  da qualidade laboratorial, 2, 3

  da relação com o cliente, 3

H

Hematologia e suas subáreas, 2

  coagulação, 2

  imuno-hematologia, 2

onco-hematologia, 2
Homeopatia, 157
  contextualização histórica e legal do farmacêutico homeopata no Brasil, 157
  farmacêutico
    e a produção de medicamentos homeopáticos ao longo do tempo, 159
    homeopata na atuação junto ao paciente, à família e à comunidade, 162
    homeopata na gestão pública e no controle social, 164
    homeopata no ensino e na pesquisa, 163
  produção industrial de medicamentos homeopáticos, 161
  produção magistral de medicamentos homeopáticos, 160
    controles, 160, 161
      de qualidade, 160
      em processo, 161
    garantia da origem dos insumos, 160

I

Imunologia
Indústria e P&D, 179
  controle de qualidade, 185
    analista de validação, 186
    analista do controle, 185, 186
      de qualidade de matérias-primas, 186
      de qualidade de produto acabado, 186
      de qualidade microbiológico, 185
  desenvolvimento farmacotécnico, 191
  garantia da qualidade, 188
  habilidades do farmacêutico, 181, 186, 188, 193
    da produção, 181
    na GQ, 188
    no CQ, 186
    no P&D, 193
  mercado no Brasil, 183, 187, 189, 194
  pesquisa e desenvolvimento, 190
  produção de medicamentos, 180
  qualidade de medicamentos industrializados, 184
Investimentos, 27
  em pesquisa e desenvolvimento internacionais entre 2008 e 2018, 27
  no setor farmacêutico e de biotecnologia, 27

M

Medicina Tradicional Chinesa (MTC), 133
Mercado farmacêutico *vs.* setor industrial nacional, 24
Micologia, 2
Microbiologia, 2
Modelo planta baixa fabril de indústria de radiofármacos, 121

N

Número de farmacêuticos inscritos
  no Conselho Federal de Farmácia por 100 mil habitantes no Brasil, 69
  no Conselho Federal de Farmácia por farmácia comunitária no Brasil, 69
Número de habitantes por farmácia no Brasil, 65

O

Organograma do centro de pesquisa, 20

P

Parasitologia, 2
Perfil dos produtos registrados no mercado brasileiro, 25
Pesquisa clínica, 9
  habilidades do farmacêutico em pesquisa clínica, 23
  instrução em pesquisa clínica, 22
  introdução, 9
  mercado no Brasil, 24
  segmentos da pesquisa clínica, 13
    autoridades éticas e sanitárias, 21
      Anvisa, 21
      CEP/Conep, 21
    centro de pesquisas, 19
    Organização Representativa de Pesquisa Clínica (ORPC), 16
    patrocinador, 13
      equipe, 15
      estudo clínico, projetos, 15
      logística e suprimentos, 15
      pesquisa clínica, 16
      qualidade, 16
    provedor de coleta, armazenamento e gerenciamento de dados, 22

Principais EPIs utilizados em farmácia de manipulação, 112
Processo de desenvolvimento de um novo fármaco e/ou medicamento, 190

Q

Química analítica e instrumental, 2

R

Radiofarmácia, 115
  centralizada, 122
  divisões da radiofarmácia, 118
  habilidades do radiofarmacêutico, 124
  hospitalar, 118
  industrial, 120
  mercado no Brasil, 124
  pesquisa e ensino, 123

T

Toxicologia
  ambiental, 127
  analítica, 3
  de alimentos, 127
  de medicamentos e de cosméticos, 127
  e análises toxicológicas, 127
  ocupacional, 127
  social, 127

V

Virologia, 2